A Promessa Pleiadiana

CHRISTINE DAY
Autora de *Iniciações de Luz dos Pleiadianos*
e *Princípios de Vida Pleiadianos*

A Promessa Pleiadiana

Atinja a Mente Grupal, Reivindique Sua Herança Sagrada e Ative Seu Destino Espiritual

Tradução
Denise de Carvalho Rocha

Editora
Pensamento
SÃO PAULO

Título original: *The Pleiadian Promise.*

Publicado originalmente em inglês por Career Press Inc., 12 Parish Drive Wayne, NJ 07470, USA

Texto de acordo com as novas regras ortográficas da língua portuguesa.

1ª edição 2017.

Editor: Adilson Silva Ramachandra
Editora de texto: Denise de Carvalho Rocha
Gerente editorial: Roseli de S. Ferraz
Produção editorial: Indiara Faria Kayo
Editoração eletrônica: Mauricio Pareja Silva
Revisão: Nilza Agua

Dados Internacionais de Catalogação na Publicação (CIP)
(Câmara Brasileira do Livro, SP, Brasil)

Day, Christine
Promessa pleiadiana : atinja a mente grupal, reivindique sua herança sagrada e ative seu destino espiritual / Christine Day ; tradução Denise De Carvalho Rocha. — São Paulo : Editora Pensamento, 2017.

Título original: The Pleiadian promise
ISBN: 978-85-315-1979-6
1. Autocura 2. Cosmologia - Miscelânea 3. Espiritualidade 4. Plêiades - Miscelânea 5. Vida espiritual I. Título.

17-05966 CDD-299.93

Índices para catálogo sistemático:
1. Luz dos Pleiadianos : Religião 299.93

Direitos de tradução para o Brasil adquiridos com exclusividade pela EDITORA PENSAMENTO-CULTRIX LTDA., que se reserva a propriedade literária desta tradução.
Rua Dr. Mário Vicente, 368 – 04270-000 – São Paulo – SP
Fone: (11) 2066-9000 – Fax: (11) 2066-9008
http://www.editorapensamento.com.br
E-mail: atendimento@editorapensamento.com.br
Foi feito o depósito legal.

Para todos os buscadores da Verdade
que estão trilhando seu caminho.

Agradecimentos

Minha mais profunda gratidão a Alisa Logan, que é o amor da minha vida. Eu a tenho na mais alta estima por compartilhar comigo o "céu na terra" enquanto estamos juntas neste planeta. Eu não teria terminado o manuscrito deste livro sem o seu formidável apoio e pela sua dedicação ao processo de edição do material canalizado. Muito obrigada!

Meus mais sinceros agradecimentos à minha agente, Laurie Harper, por mais uma vez me oferecer seus conhecimentos, seu apoio, sua confiança, sua compreensão e sua amizade.

Dedico todo o meu amor e gratidão a Reid Kruger, da Waterbury Music and Sound, por ter gravado e produzido todo o áudio em inglês deste livro, pela alegria com que compartilha suas habilidades e pela nossa conexão e amizade.

Quero agradecer à minha filha, Lisa Glynn, por ser uma bênção tão magnífica em minha vida, e pelo trabalho que ela fez com os diagramas deste livro. Eu dou testemunho de você e da sua jornada, minha menina querida, com todo o meu amor e respeito.

Sumário

Introdução

Fui acordada por uma luz brilhante ofuscando meus olhos. Voltei minha consciência para a luz, explorando e tocando a essência do brilho com os meus sentidos interiores. Pude sentir uma presença me sondando, uma consciência dentro dessa luz ofuscante abrindo-se para mim, amparando-me enquanto eu aguçava minha percepção. Essa energia se alterou e começou a se expandir e a se mover, interagindo com a minha consciência. Eu a compararia a um eco energético. Eu sabia que estava sendo chamada. Podia sentir a energia desse eco me chamando com uma frequência única de som luminoso, e reconheci esse som como sendo meu. Abri a minha percepção para a forma de energia em expansão que estava em torno de mim, para a essência de uma presença brilhante. De repente consegui reconhecer essa impressão energética conhecida como a minha família de luz. Minha família pleiadiana estava comigo.

Mesmo com os olhos ainda fechados, era como se eu estivesse olhando diretamente para o Sol. Eu sabia que não estava sonhando. Aos poucos fui me dando conta de uma comunhão telepática se abrindo para mim, a partir da minha família pleiadiana, na forma de diálogo.

Os Pleiadianos só se comunicam por meio de uma consciência de comunhão telepática. A mensagem é transmitida por uma mente coletiva do meu grupo familiar. Essa comunhão telepática é uma experiência energética poderosa e irresistível a que eu ainda não consegui me acostumar. Ela transmite uma forma pura, vibrante e infinita de amor, um amor que vem numa forma diferente de qualquer coisa que normalmente associamos ao amor aqui no plano terreno. Nessa frequência única, o amor nos banha, envolvendo-nos completamente e preenchendo o nosso coração.

Essa experiência de comunhão sempre leva meu coração a um estado alterado de ser, criando um foco puro de Unidade. É como se eu me transformasse no meu coração e não existisse mais nada além dele naquele momento. E é através do meu coração que eu consigo me comunicar telepaticamente com a minha família pleiadiana. Eu me torno parte da Unidade contida no espaço de Comunhão. Sinto-me atraída para o momento pleno de Comunhão Sagrada com a minha família de luz. Esse momento de comunhão então se expande dimensionalmente, numa experiência atemporal de reunião, fluxo e Verdade.

Totalmente desperta, fui transportada para o espaço multidimensional de que faço parte, para absorver as energias puras da mensagem transmitida. Eu me fundi com a luz brilhante, enquanto recebia todos os elementos da mensagem. EU SOU.

As transmissões que recebi continham as energias de conhecimento destinadas a este livro, que contém um conjunto de Verdades profundas muito significativas para a humanidade neste momento. Eu podia sentir o poder, a beleza, a Verdade coletiva dentro deste livro que eu estava destinada a escrever.

A frequência contida neste livro é diferente de qualquer outra coisa que já escrevi. Eu contemplo a energia contida no texto e vejo quanto amor está impregnado em suas palavras. Quando abri minha consciência para a beleza dessa tecedura, o amor ficou impresso em mim.

Mostraram-me que este livro carrega uma Verdade destinada a todas as épocas. Vi que existia uma clareza em todas as energias sagradas deste livro que representará um papel essencial e atemporal para a humanidade. Recebi toda a energia do manuscrito completo num único instante. A energia e a beleza de toda a transmissão foram avassaladoras para mim, quando absorvi toda a luz contida neste livro.

Eu me dei conta de que este livro não só é essencial para nós, seres humanos, como também é um marco no novo relacionamento que está sendo estabelecido entre a raça humana e os Pleiadianos. As informações contidas aqui concluirão um aspecto da missão pleiadiana, sendo que as revelações sagradas concluirão uma parte importantíssima do papel que eles estão destinados a cumprir neste plano terreno.

Fui informada de que este livro intitula-se *A Promessa Pleiadiana* e contém informações fundamentais que nós, como raça humana, estamos prontos para receber agora, possibilitando que os que trilham o caminho do despertar passem a ter uma compreensão maior e atinjam um novo estado de percepção do Self.

Haverá revelações, Verdades essenciais a que antes não tínhamos acesso. Até agora fomos mantidos num estado limitado de ser, para que pudéssemos viver nossa experiência humana de limitação. Agora é hora de essas revelações retornarem para nós, como parte da nossa herança natural, de modo que possamos relembrar. Agora é hora de trilharmos novos caminhos que contenham essa Verdade, realinhando-nos com o nosso poder.

Essas revelações nos empoderam. Muitos novos portais serão abertos, pois recebemos autorização para transcender os véus da ilusão. Estão nos concedendo o autoempoderamento para rasgarmos os véus e obtermos uma compreensão mais clara e a Verdade. Essa "promessa" é o que os Pleiadianos se comprometeram a fazer por nós nesta vida e o que este livro revela e cumpre.

A luz brilhante começou a se dissipar e eu fui deixada ali, cercada de energia luminosa e preenchida com toda a energia sagrada deste livro. Eu estava cheia de amor e carregada com a profunda emoção provocada pelo conteúdo do manuscrito. Tudo que era para ser escrito estava gravado na minha consciência.

A própria essência deste livro estava entrelaçada ao meu ser. Meu coração guardava a magia do momento da revelação e todas as minhas células carregavam a essência plena do material.

Eu fiquei deitada ali em silêncio, absorvendo todas as experiências daquele momento ilimitado de pureza e amor, assombrada com tudo aquilo que tinha acabado de testemunhar e do qual fazia parte.

Instantes depois, a energia da Mãe Maria veio gentilmente até mim, trazendo seu amor e sua luz. Ela transmitiu outra mensagem sobre o quanto era importante que eu escrevesse este livro, como parte da minha missão. À sua maneira, revelou que este livro mudaria elementos do sofrimento no plano terreno e que a energia do amor e da verdade contida neste livro seria ancorada no planeta.

Eu percebi que precisaria da energia da Mãe Maria, da colaboração dela, para empreender este projeto. Ela disse que estaria comigo enquanto eu estivesse escrevendo. Agora mesmo, enquanto escrevo estas linhas, ela está aqui comigo, sua energia conhecida carregando a essência pura do seu espírito e amor.

Algumas horas mais tarde, depois da poderosa experiência com os Pleiadianos, minha mente egoica começou a interferir. Como eu iria encontrar tempo para escrever este livro, se a minha agenda já estava tão abarrotada? Quem iria publicá-lo? Fazia muitos anos que eu não tinha nenhum contato com a minha editora.

Respirei e soltei. Eu não iria e nem conseguiria explicar minha experiência. Sabia, com base em todos os meus encontros anteriores com os Pleiadianos, que tudo aconteceria no momento mais oportuno. No tempo certo, ficaria claro como este livro deveria ser escrito e publicado. Abri mão da necessidade de saber como conseguiria chegar a esse resultado.

Um pouco mais tarde, nesse mesmo dia, verifiquei meus e-mails. E, vejam só, havia um e-mail da minha editora perguntando se eu escreveria um terceiro livro, para que tivéssemos uma trilogia pleiadiana! Esse era o sinal de que o fluxo para este livro tinha começado. O plano energético já estava dando suporte a todo o holograma energético que havia sido ancorado, por meu intermédio, para que este livro se materializasse.

Recapitulei a minha primeira experiência direta com os Pleiadianos, vinte e dois anos antes. Minha família pleiadiana tinha se revelado para mim enquanto eu fazia uma caminhada em meio à natureza. Eu fiz uma curva na estrada, entrei num campo aberto e lá estava a nave deles. Os Pleiadianos saíram da nave e andaram na minha direção, ao mesmo tempo que se comunicavam telepaticamente e abriam para mim nossa sagrada conexão. Eles transmitiam e interagiam com o aspecto de mim mesma que não era humano, lembrando-me da minha herança pleiadiana e da minha missão aqui neste plano terreno. Foi nesse momento que me lembrei de todo o meu aspecto pleiadiano e da missão que vim cumprir nesta vida, no plano da Terra.

Essa experiência de abertura para esse novo aspecto de mim mesma foi dinâmica. A energia que vivenciei do meu próprio eu pleiadiano fluiu para o meu corpo, preenchendo a minha consciência. Eu só sentia o amor arrebatador que me inundava, vindo dessa conexão sagrada. A qualidade do amor era tamanha que me consumia. Ele continha a Verdade de quem eu era e não podia negar.

Nesse dia em que eu fiz essas reconexões sagradas comigo mesma, o meu aspecto pleiadiano se reavivou dentro de mim. Elementos da minha própria vibração ancoraram em todas as minhas células. A qualidade desses novos elementos do meu próprio ser transformou todo o meu mundo, assim como já tinha acontecido antes. Eu não reconhecia em mim mais nada do que havia antes. Nesse momento tudo mudou para mim.

Eu me lembrei da minha existência antes de iniciar esta vida. Eu me lembrei de tudo que vim alcançar aqui nesta vida. Eu me lembrei de tudo da minha existência pleiadiana. Um aspecto importante da minha missão me foi revelado: eu deveria servir como uma ponte entre os Pleiadianos e a raça humana, para trazer um novo entendimento à humanidade quanto a quem eram os Pleiadianos e em que eles vinham nos auxiliar nesta fase de transição do plano terreno. Eles trazem os ensinamentos da Verdade à humanidade, para que nos afastemos da ilusão e possamos recuperar nossa conexão pessoal com nosso Eu Superior.

Toda experiência foi chocante para a minha parte humana. Não havia como voltar a ser quem eu era antes dessa experiência. Esse foi um acontecimento que mudou minha vida e causou uma reviravolta da qual eu não tinha nenhum controle. Minha mente egoica ficava dando voltas, tentando entender e absorver o que tinha acabado de acontecer. Minha mente humana se agarrava a toda experiência, que tinha sido forte demais para que eu a negasse e, no entanto, não queria admitir que fosse verdade. Eu mergulhei num profundo tumulto interior.

Todo o meu corpo energético se transformou naquele momento. Eu estava carregando toda energia ativada do meu eu pleiadiano, e levou vários meses para que integrasse plenamente esse poderoso aspecto de luz na minha forma física. Minha família pleiadiana ficou muito próxima a mim enquanto eu passava por essa completa metamorfose.

Esse processo de integração levou algum tempo e finalmente vim a entender meu próprio processo de transformação. Mostraram-me a verdade de quem eu era como ser humano — que eu vim a este planeta para ter uma experiência humana nesta vida e ao mesmo tempo me abrir para todo o meu aspecto pleiadiano, que está aqui para apoiar a completude da minha missão e o desdobramento do meu aspecto humano.

Eu me deparei com uma Verdade que me proporcionou clareza e aceitação com relação ao meu despertar. Só a Unidade existe. Pleiadianos, humanos — somos todos parte da Consciência de Deus. Eu existo *e* sou parte dessa Unidade. Não há nada mais além dessa Verdade. Esse entendimento permitiu que eu conseguisse soltar e passar a trilhar esse novo caminho, em que vivo conscientemente, lado a lado, com os Pleiadianos. Fui capaz de aceitar plenamente o meu processo. Minha jornada com os Pleiadianos continuou avançando e se tornou um catalisador poderoso para a minha transformação interior, ao longo das últimas duas décadas.

Na ocasião do meu aniversário de 60 anos, os Pleiadianos me orientaram a recapitular meus passos até o primeiro despertar que desencadearam em mim. Eu sabia que seria um acontecimento que mudaria a minha vida. Voltei a um espaço sagrado para mim: o lugar que foi um ponto de virada na minha vida. Disseram-me que, voltando a essa experiência energética, eu seria reposicionada num novo caminho dentro das minhas conexões com os Pleiadianos. Receberia de volta energias que não fui capaz de processar na época, tantos anos atrás.

Quando cheguei ao meu lugar sagrado, eu estava tremendo. Despertei e me fundi com a essência mais profunda da experiência, voltando ao momento sustentado para mim, dentro desse espaço sagrado de lembrança e reconexão com a minha herança espiritual. A campina em que me encontrava era de uma vibrante consciência luminosa, o espaço preenchido com a nave pleiadiana. Fui tomada pela emoção, ao me fundir com a minha família pleiadiana. E abraçada e celebrada por todos com quem tinha concluído esse plano terreno até o momento. Ao mesmo tempo, fui apresentada aos elementos multidimensionais do meu potencial e potência pleiadianos, alinhando-me com o meu espaço pleno dentro da Comunidade Galáctica. Fui sacudida pela força pura da minha luz! Conscientemente soltei e me abri para tudo o que estava à minha espera.

Sei que já dei o próximo passo da metamorfose. Estou simplesmente acompanhando a experiência a cada momento, abrindo-me para os meus muitos níveis multidimensionais, dentro de mim. Estou grata pela minha jornada e encantada com ela.

Dedico meu tempo à tarefa de levar as iniciações pleiadianas ao mundo e a apoiar as pessoas que estão fazendo suas conexões pessoais com os Pleiadianos. Transmito mensagens de verdade e entendimento com relação a este período de transição do nosso plano terreno, e ajudo as pessoas a reivindicar seu poder pessoal e restabelecer sua ligação com ele.

Divido com vocês a minha experiência de testemunhar o sentimento de profundo e infinito amor e compromisso que os Pleiadianos têm por nós, a raça humana, o quanto respeitam o nosso livre-arbítrio e ao mesmo tempo nos incentivam a lhes dar permissão para nos auxiliar. Não estamos sozinhos, eles falam da importância de vivermos plenamente a experiência humana enquanto nos voltamos novamente para o nosso aspecto espiritual. Oferecem-nos instrumentos de iniciação para estabelecermos e desenvolvermos nossa conexão espiritual com nós mesmos. Mostram verdades simples que nos permitem avançar, individual e coletivamente, ao mesmo tempo que respeitam o tempo de cada pessoa. Oferecem constantemente seu amor e apoio, estendendo a mão a cada um de nós, enquanto trilhamos nosso caminho único aqui na Terra.

Depois de terminar meu segundo livro*, voltei de carro da cabana na floresta em que fiquei hospedada. Tinha acabado de passar dez dias escrevendo o livro e a maior parte desse tempo em contato direto com os Pleiadianos, recebendo poderosas iniciações para serem ancoradas nesse livro. Estava cansada, mas satisfeita, por ter conseguido passar na íntegra essas energias para o manuscrito.

---

* *Princípios de Vida Pleiadianos*, Editora Pensamento, SP, 2014.

Minha parceira estava dirigindo e estávamos na Trilha Gunflint, em Minnesota, indo para Grand Marais, em busca de um merecido descanso. De repente os Pleiadianos disseram:

— Agora vamos levar vocês para o seu novo lar.

Fomos instruídas a seguir um determinado caminho, até que chegamos a um trecho da estrada onde havia uma placa "Vende-se". Entramos na passagem para carros e descemos uma trilha tortuosa até uma enorme casa. Descemos do carro e ficamos diante da propriedade. No mesmo instante nos demos conta de que aquela era a nossa casa. A emoção foi enorme. Havia uma energia inegável de que aquele era o nosso lugar e que a terra estava aguardando a nossa chegada. Uma força desconhecida estava nos recebendo e, no entanto, a energia era ao mesmo tempo conhecida. Podíamos sentir uma emoção irreprimível no coração; estávamos em casa. Era nesse local que os Pleiadianos queriam que morássemos, para começarmos a próxima fase da "missão".

Contornamos a lateral da casa e olhamos ali de cima. Mais abaixo havia uma praia maravilhosa, a faixa de areia formando um arco gigantesco. Havia um campo aberto na nossa frente e podíamos sentir a imensidão do espaço e a força poderosa do Lago Superior nos dando as boas-vindas.

Já no dia seguinte entramos em contato com o corretor de imóveis para visitarmos a propriedade. Na verdade, a casa estava praticamente inabitável. Havia uma forte energia emanando do terreno ao redor dela e a praia paradisíaca mais abaixo fazia parte da propriedade. O chamado dessa força invisível era irresistível e sabíamos que tínhamos de responder a esse chamado, de qualquer maneira.

Olhamos uma para a outra, concordamos com a cabeça, e então nos perguntamos: "Vamos nos permitir essa aventura?" A resposta foi sim. Mas nós duas estávamos inseguras. Essa mudança parecia quase uma tarefa impossível. Como iríamos nos mudar para uma casa em ruínas e no meio do nada?

Mesmo assim, fizemos uma oferta ao proprietário e dois dias depois ela foi aceita. A casa era nossa. Nossa aventura tinha começado.

Os Pleiadianos queriam que nos mudássemos imediatamente. Era nesse lugar que precisávamos morar. Mas estávamos no meio do inverno e a casa era gelada, pois o sistema de aquecimento e a estrutura do imóvel eram péssimos! Podíamos literalmente ver o vento levantando os tapetes em algumas partes da casa. O telhado estava desabando e o gelo se acumulando do lado de dentro das janelas. Tivemos de soltar e confiar na experiência, sabendo que estávamos recebendo apoio e, o mais importante, estávamos no lugar certo.

Os Pleiadianos nos disseram que precisávamos estar nesse lugar ermo e primitivo para realizar nosso objetivo. Disseram que construiríamos uma série de Portais de Comunicação, para que pudéssemos interagir com os Pleiadianos e a Comunidade Galáctica num espaço de comunicação claro e sem paralelo. Disseram-nos também que iríamos passar por um processo de transformação durante essa jornada de construção dos Portais de Comunicação.

Os Pleiadianos nos deram instruções muito específicas. Iríamos construir três Portais que formariam uma estação receptora energética para a reentrada da Comunidade Galáctica. Eles nos explicaram que essa estação seria uma artéria importante do planeta para essa reentrada e que os próprios Portais de Comunicação representariam um espaço multidimensional puro. Eles permitiriam que a Comunidade Universal se comunicasse conosco numa frequência dimensional mais elevada e que as novas frequências fossem ancoradas no planeta. Mas avisaram que levaria alguns anos ainda até que isso se tornasse plenamente operacional.

Quando minha parceira e eu nos mudamos, ainda era inverno em Grand Marais, havia muita neve e as temperaturas eram baixíssimas. Demoraria alguns meses ainda para que pudéssemos sobrepor o primeiro nível dimensional e começar o primeiro Portal de Comunicação.

Sentíamos que estávamos sendo amparadas num espaço puro e expandido, dentro da casa e em toda a propriedade. Éramos levadas do planeta todos os dias, para passar por um poderoso processo de iniciação com os Pleiadianos e também tomar consciência dos Seres da Comunidade Galáctica ao nosso redor. Fomos conduzidas por uma série de processos de iniciação, para nos alinhar energeticamente ao lugar e nos preparar para representar nosso papel na construção e ativação do primeiro Portal de Comunicação, na primavera. Havia dias em que nem conseguíamos nos mexer, devido às poderosas energias ancoradas em nós. As energias dimensionais eram extremas. No entanto, havia um espaço profundo dentro de mim, um sentimento de que estava no caminho certo ao dar esses novos passos. Apoderou-se de mim o sentimento de uma expressão ilimitada de mim mesma sendo plenamente realizada nesse espaço puro, e uma profunda gratidão e reconhecimento por tudo que nos estava sendo concedido. Era como se o nosso mundo, da maneira como o conhecíamos, não existisse mais. Víamo-nos num estado constante de não saber quem éramos ou onde estávamos. Durante meses, passamos por um período de grande reajustamento. Aos poucos, começamos a sentir como se estivéssemos indo para casa, à medida que nos fundíamos e nos tornávamos unas com a energia daquelas terras. Sabíamos que essa iniciação era necessária para que conseguíssemos representar integralmente nossos papéis na ancoragem da abertura dos Portais.

Continuamos soltando, nos rendendo. Minha parceira e eu muitas vezes olhávamos uma para a outra e nos perguntávamos:

— Como chegamos a isso?

E nos lembrávamos com frequência:

— Dissemos sim a essa aventura.

Quando o tempo esquentou e a neve derreteu, pudemos finalmente ir à praia pela primeira vez. Foi um momento sagrado, uma experiência pura de que estávamos sendo recebidas de braços abertos, voltando para casa.

Ficamos profundamente comovidas quando fomos recebidas pelos Pleiadianos e reconhecidas pela Comunidade Galáctica por esse passo crucial de retorno, por estarmos dispostas a retornar e assumir esse papel sagrado. Fomos reconhecidas como parte da Comunidade Galáctica, ao assumir nosso papel nessa missão coletiva.

Para mim, essa era uma humilde e gloriosa experiência de "Volta para Casa". Eu soube naquele momento que, independentemente do que acontecesse, essa mudança tinha valido muito a pena. Tudo estava sob controle. Eu sabia que teríamos tudo que fosse necessário para concluirmos o que precisasse ser concluído, e tudo aconteceria no tempo certo.

Existem forças da Natureza muito fortes na Terra, e a energia do espírito de vastidão do Lago Superior está além de qualquer descrição. Nossas terras iriam representar um papel influente, ao se tornar uma Estação Receptora central e ativa para o planeta.

Fizemos uma cerimônia xamânica e estabelecemos um vínculo forte com as forças da Natureza daquelas terras. Acendemos fogueiras na nossa praia, enquanto contemplávamos o nascer do sol, de manhã bem cedo. Essas experiências nos deixaram cheias de energia. Era como ser alimentadas e profundamente nutridas depois de ficar um período muito longo sem comida.

Depois que a neve derreteu, recebemos instruções específicas dos Pleiadianos para que começássemos a abrir o primeiro Portal de Comunicação. Eles me mostraram que, antes de o Portal de Comunicação se tornar plenamente operacional, onze camadas dimensionais diferentes teriam que ser ativadas, uma a uma.

Quando começamos a preparar os cristais e as pedras para a ativação do Portal, eu senti uma força poderosa dentro do Lago começando a reagir. Uma transmissão de luz começava a emergir das profundezas. Eu podia senti-la atravessando a superfície para se alinhar com os cristais e pedras, enquanto eram programados e preparados para serem posicionados. Essa era a primeira camada dimensional para ativar o Portal de Comunicação.

Ocorreu uma enorme efusão de luz quando as configurações dimensionais no Portal começaram a ser plenamente ativadas nas nossas terras. Nós nos vimos cercadas de Pleiadianos e Seres da Comunidade Galáctica. Cada um deles tinha um papel a representar e eles se apresentaram para representá-lo na ativação dessa primeira abertura multidimensional do Portal.

Simultaneamente à abertura do Portal de Comunicação, nós nos demos conta de uma efusão de luz se iniciando, na forma de um Portal de luz na água. Pudemos ver um contorno se delineando com luz na superfície do Lago Superior. Essa energia do Portal estava em sintonia direta com o Portal de Comunicação e se fundia com ele. Vivenciamos a presença poderosa dos Lemurianos, que chegavam e assumiam seus lugares, fundindo-se conosco à medida que o Portal de Comunicação era expandido e ancorado.

Quando as primeiras ondas de energia luminosa foram desencadeadas, houve uma explosão que projetou raios luminosos por toda a propriedade e eles começaram a se conectar com o Portal na água.

Essa experiência foi verdadeiramente sobrenatural, e impressionante também foi fazer a nossa parte e nos fundir com tantos Seres. Nesse momento de comunhão telepática, dentro da Unidade, vivenciamos uma comunicação poderosa sendo estabelecida com os Seres Galácticos e com os Lemurianos. À medida que assentávamos cada nível dimensional das ondas de luz nesse Portal de Comunicação, passávamos por transformações dimensionais contínuas.

As naves pleiadianas estavam sempre presentes, nos apoiando nesse intenso processo de nascimento energético e físico das nossas células. Cada camada de energia que acrescentávamos ao Portal gerava uma força luminosa magnética que nos mantinha acordadas na maior parte das noites. Entre as três e quatro da manhã, o Portal nos chamava e ficávamos sob o céu noturno, dentro do Portal. Dali sempre íamos para a nossa praia, acender uma fogueira e observar o nascer do sol. Enquanto estávamos diante da fogueira, esperando o sol nascer, eu podia sentir uma poderosa integração tomando conta de mim. Recebia a fortíssima energia crística sustentada pelo sol, mesmo antes de ele surgir no horizonte.

Nesses momentos, era bem mais fácil sentir o total apoio de todos aqueles muitos reinos ao mesmo tempo, ajudando-me a simplesmente soltar e Ser cada vez mais.

Havia o processo contínuo de vivenciar as conexões sagradas com os Pleiadianos, os Seres Galácticos e os Lemurianos, à medida que mais camadas do Portal de Comunicação eram ativadas. Eu podia sentir esse renascimento mágico dentro de mim e vivenciar meu próprio poder inexplorado se fundindo com todas as forças do Universo.

Eu ficava simplesmente assombrada com a força ilimitada do poder puro e natural que jorrava de dentro de mim. Estava testemunhando minha própria multidimensionalidade, em meio a uma jornada sagrada, renascendo a cada instante.

Todos os dias testemunhávamos, da casa no Lago Superior, energias plenas se abrindo no Portal lemuriano. Muitas vezes víamos as naves pleiadianas bem acima do Portal, criando fortes transmissões de energia que depois se alinhavam com as energias do Portal de Comunicação.

Começamos a perceber regularmente a presença dos Lemurianos entre nós. Eles não apenas nos apoiavam em nossas transmissões dentro do Portal de Comunicação, como também iam até a nossa praia, se juntar a nós ao nascer do sol. Havia Seres Lemurianos nas rochas, nos testemunhando, e eles traziam com eles uma frequência de luz poderosa embora suave, que dava suporte à nossa integração. Sua energia tinha uma beleza sagrada e edificante.

Todo o processo era transformador e incrivelmente poderoso, embora ao mesmo tempo perturbador. Estávamos o tempo todo passando por um processo intenso de reajuste energético, que gerava novas configurações multidimensionais dentro do nosso corpo. Estávamos sendo alinhadas a esse novo fluxo multidimensional que se abria por meio das nossas terras. Era como se não existisse nenhuma barreira entre o nosso corpo físico e as energias nascentes do Portal.

Não existem palavras que possam descrever com precisão essas profundas experiências das quais continuamos a fazer parte. Só posso dizer que vivo em permanente estado de graça. Em algum momento, voltaríamos a imergir nos assuntos do mundo tridimensional, para tratar dos muitos detalhes da vida, e ter nossa experiência humana. Esse processo contínuo de conclusão e ativação de todas as onze camadas dimensionais do primeiro Portal de Comunicação demorou quase quinze meses para ser concluído.

Acordei uma manhã e pude sentir minhas células sendo recalibradas. Soube imediatamente que eu estava sendo preparada para a fase seguinte da missão, que consistia em ativar o segundo Portal de Comunicação. Eu podia sentir uma intensa comunhão com os Pleiadianos, os Seres Galácticos e as energias lemurianas que trabalhavam comigo. Essa mudança na minha energia foi essencial para que eu conseguisse me alinhar plenamente com as novas e poderosas recalibragens que, eu sabia, seriam realizadas nas nossas terras. Com a ativação do Portal de Comunicação seguinte, mudanças dimensionais significativas ocorreriam.

Começamos os preparativos. Eu estava empolgada e profundamente satisfeita e feliz com a ativação que se aproximava. Sabia que ela representaria um papel importante no planeta no momento. Essa nova etapa abriria um novo elemento da Estação Receptora do qual os Pleiadianos, os Lemurianos e o Conselho Galáctico já tinham me falado. Eu sabia que estaríamos ativando um aspecto vital de um ramo de energia importante do planeta. Olhando em retrospecto, vejo que eu estava certa.

A ativação dos primeiros níveis desse Portal de Comunicação criou um gigantesco movimento dimensional. Esse processo começou nas nossas terras e dali se expandiu, com uma força de luz pelo planeta. Fluiu para os reinos multidimensionais do Universo e aprofundou o alinhamento com o circuito da Consciência de Deus.

Naquele momento, ocorreu uma alteração monumental na consciência ancorada no planeta e os véus que ocultavam da nossa percepção a pura verdade da luz se ergueram. A energia da "era do Novo Alvorecer" se expandiu pelo planeta. Existe uma expressão, "a roda gira", que realmente se aplica a esse movimento, levando--nos a uma nova consciência de empoderamento para a humanidade.

Depois de ativar o segundo Portal de Comunicação, fiquei sozinha nas nossas terras durante dez dias. Eu não tinha planos e ansiava por um período de silêncio e reflexão.

No primeiro dia, fui retirada do planeta. Nove dias depois, voltei para casa totalmente transformada. Eu não me reconhecia, não me parecia nem sequer familiar, e esse foi para mim um recomeço.

Eu me fundi com configurações de Reino Superior de mim mesma, para iniciações profundas. Nesse espaço puro, eu me alinhei com uma autoridade superior do meu Self. Iniciada para trabalhar com dons de Reino Superior que me qualificassem a trabalhar no mundo com uma autoridade maior, para promover a transformação de indivíduos e grupos, que causaria profundas mudanças.

Essa experiência fora do planeta, porém, causou dentro de mim outra transformação. Tomei consciência de outro aspecto essencial da minha missão em outro nível, e meu compromisso passou a englobar um espaço energético diferente. Meu entendimento do meu papel aqui estava completo. Não havia mais perguntas nem suposições. Só havia espaço para Ser.

Eu me vi num estado de completa liberdade do meu aspecto humano, sem nenhuma interferência da mente egoica da terceira dimensão. Por meio desse processo profundo de realinhamento, um novo nível de linhas de comunicação brotou dentro de mim.

Esse processo infiltrou-se através de uma energia luminosa, que me capacitou a levar ensinamentos mais elevados para todos.

Os Pleiadianos começaram a operar comigo de maneira bem mais meticulosa. Esse aumento no fluxo me levou a outro estado de ser dentro de outros reinos dimensionais, o que por sua vez permitiu que eu me alinhasse com o processo e o projeto sagrado contidos na Comunidade Universal e os compreendesse de outra perspectiva dimensional.

Meu relacionamento e minha percepção foram transformados com a Comunidade Galáctica, o Conselho Galáctico, os Lemurianos e os Reinos Espirituais. Passei a entender que todos eles atuam coletivamente, representam seus papéis, para a completa transição da humanidade no nosso plano terreno. Cada grupo está assumindo um papel específico dentro de uma Mente Grupal Coletiva, como parte de uma equipe universal.

Cada um de nós tem um papel único a representar e agora é a nossa vez de dar um passo à frente, de uma nova maneira. As informações e iniciações contidas neste livro foram projetadas para nos levar a esse nosso novo papel, de modo que possamos assumir nosso lugar nesse nível de Reino Superior e concluir nossa missão.

A energia das nossas terras, em Grand Marais, era e continua sendo extrema. Ocorreu uma total transformação dentro de ambos os Portais de Comunicação. As energias dos Portais estão transmitindo essa nova frequência dimensional através do planeta e estão se alinhando com os Agroglifos, criando uma Matriz Sagrada. Essa Matriz carrega o acordo desta época e contém os Textos Sagrados que todos nós carregamos dentro de nós, à medida que ocorrem as aberturas dimensionais. Essa energia coletiva carrega tudo de que precisamos para o nosso despertar. A energia entre os Portais de Comunicação e o Portal lemuriano forma uma estrutura piramidal de luz, e eu sinto a perfeita sinergia que existe dentro dessa estrutura.

Os Pleiadianos mostraram-me como me afastar da ilusão, de modo que eu pudesse mudar meu foco em alguns momentos e criar e dar à luz essa nova onda da luz dentro da minha vida. O papel do Portal de Comunicação é ajudar na estabilização das energias do planeta, assim como nos ajudar durante a fase de transição energética que engloba a todos e a cada um de nós.

Ainda é necessário fazer muitas ativações dentro dos Portais de Comunicação. Eles só se tornarão totalmente operacionais quando estivermos prontos para navegar e utilizar as formas puras de consciência que se farão presentes no planeta através dessa ativação.

Quando o terceiro Portal de Comunicação estiver totalmente pronto, representaremos um papel determinante na conclusão do primeiro e do segundo Portais, o que resultará no nascimento da Estação Receptora completa aqui nas nossas terras.

Foi essa missão que eu concordei em cumprir. Isso é tudo que sei até o momento. Essa jornada continua se revelando para mim, passo a passo, a cada instante.

Eu quero dar as boas-vindas àqueles de vocês que vão ler este livro. Quero agradecê-los, pois vocês estão embarcando numa nova etapa da sua jornada sagrada. Sinto uma enorme gratidão por ter conseguido cumprir meu papel escrevendo este livro, e admirada com a multiplicidade de seres superiores que se juntaram a mim nesse caminho. Continuo a renascer e me expandir, tornando-me um condutor multidimensional desse propósito sagrado.

Todo meu amor e minhas bênçãos a todos os buscadores,

Christine Day

Introdução dos Pleiadianos

Amados, nós os saudamos.

Nosso papel, nestes tempos de hoje, é trazer, a vocês e ao planeta Terra, a ativação da energia da "Promessa". Essa energia inicia uma importante fase de conclusão da nossa missão e permite que vocês deem mais um passo na conclusão da sua própria missão. Um dos aspectos da energia da Promessa é transmitir iniciações que vão erguer uma série de véus, impressões e filtros implantados dentro da sua estrutura física para limitar seu acesso à consciência de Reino Superior. Esses implantes têm limitado sua experiência há muitas vidas, impedindo que possam vivenciar plenamente a experiência humana. Vamos falar mais sobre isso posteriormente.

Trazemos a vocês Conhecimento, uma série de Verdades para ampará-los enquanto trilham seu caminho de volta ao nosso Lar Espiritual. Por muitas vidas estivemos no plano terreno, para ajudar vocês em diferentes fases do seu despertar. Agora vocês estão chegando a uma fase de conclusão, nessa era do "Novo Alvorecer". Chegamos à fase final de apoio a vocês ativando a energia da Promessa, que é nosso presente para toda a humanidade. Essa é a nossa dádiva para toda a Consciência Coletiva de Deus, e isso é algo preordenado, já fazia parte do destino do planeta Terra.

Estamos aqui com vocês nesta era para lhes dar acesso a informações, fazer revelações que estão prontos para receber agora, como parte da sua herança coletiva. Está na hora de passarem para a próxima fase da sua jornada de volta ao Lar.

Existe um tempo ilimitado além do reino da ilusão tridimensional, onde todas as possibilidades existem para que voltem a se unir ao seu Self. Esse espaço ilimitado de tempo possui a forma multidimensional da sua consciência, onde toda a sua existência reside. Vocês estão prontos para que isso lhes seja revelado; estão prontos para voltar a esse ponto de encontro.

"Vocês são aqueles pelos quais têm esperado."

Essa é uma notícia para todos que estão prontos a dar um passo adiante e começar essa empolgante nova fase da sua experiência aqui, no planeta Terra. Estes são novos tempos, diferentes de qualquer outro da história do Universo. Dentre todos os momentos energéticos coletivos, nunca houve outro como este.

Um momento multidimensional é o que está sendo aberto agora. Nós o comparamos a uma porta para o novo, que dará a vocês a chance de ir além da ilusão que os aprisiona há vidas. Com a energia da Promessa, uma abertura está sendo oferecida para que possam ir além das experiências ilusórias da terceira dimensão e avançar para a expressão natural da sua capacidade de ser você mesmo, de um modo independente, num nível multidimensional.

O sentimento de serem limitados e insignificantes é um aspecto fortemente ancorado da ilusão que existe neste plano terreno. Vocês vivem esperando ser salvos, esperando que lhes mostrem como isso pode acontecer, que lhes concedam informações e entendimento. Agora vocês vão receber de volta o seu próprio conhecimento e sua intuição sagrada. Esse é um aspecto energético da Promessa que fizemos a vocês. Quando se livrarem dos implantes que têm mantido vocês num estado separado da Verdade, poderão iniciar um processo de autorrealização que lhes permitirá receber essas poderosas iniciações interiores.

Honramos o processo pelo qual passaram até agora e testemunhamos aquilo que está profundamente enraizado dentro de vocês, devido à sua experiência tridimensional neste plano terreno. Honramos seu aspecto humano e o desdobrar das histórias que vocês têm vivido e experimentado. Temos conhecimento e consciência de que estão prontos agora para se comprometer com esse aspecto espiritual pleno do Self.

Seu aspecto espiritual mantinha-se dormente do outro lado dos véus dimensionais, além da experiência da terceira dimensão. Estava em curso um processo, incorporado à parte do projeto completo, para mantê-los separados do seu aspecto espiritual. Os véus foram colocados para mantê-los arraigados a esse estado de ilusão. Isso criou uma limitação na sua capacidade de perceber a Verdade e de estabilizar e reter essas conexões de Reino Superior com o Self.

Uma boa parte do grande projeto era bloquear sua capacidade de perceber seu aspecto espiritual. Esse bloqueio foi executado por meio de uma série de impressões e filtros colocados dentro do seu corpo físico para manter esse estado de separação. Essas impressões e filtros são implantes projetados para serem energeticamente ativados no momento do seu nascimento. Vocês vieram para este planeta com esses implantes já posicionados, de modo que pudessem se manter nesse estado de ilusão. Eles cumpriram seu propósito com êxito, mantendo-os separados da sua consciência espiritual superior, incapazes de vivenciar a verdade do seu potencial ilimitado e da sua conexão sagrada com o estado de Unidade da Consciência de Deus.

Muitos de vocês receberam informações inexatas sobre esses implantes. Alguns de vocês também chegaram a conclusões equivocadas sobre eles. Há quem sinta também que esses implantes foram colocados dentro de vocês para controlá-los, que são vítimas deles. Isso não é verdade. Vocês não são vítimas nem nunca foram. É importante que se abram para o entendimento de que fizeram pré-acordos para ter esses implantes, de modo que pudessem viver plenamente a experiência de separação no plano terreno.

Esses implantes permitiram que vocês vivenciassem todo o espectro da ilusão que ocorre aqui no drama humano. É por isso que vocês vieram ao planeta Terra: para viver a experiência humana nessa ilusão. Vocês concordaram em passar por essa experiência. Seu aspecto humano permitiu que mergulhassem de cabeça no drama emocional que existe neste planeta. Por isso é importante que vocês reivindiquem a posse da experiência de vocês e saibam que fizeram um pré-acordo para fazer parte dela. Vocês disseram sim. Participaram ativamente do desenrolar do drama humano. Passaram pela experiência direta de ficar aprisionados na ilusão da sua insignificância e impotência.

Aos poucos, ao longo de muitas vidas, vocês foram evoluindo e descobrindo mais de si mesmos. Esse tem sido o projeto sagrado da sua missão e jornada pessoais, e vocês têm passado pela experiência de despertar para outros aspectos do Self. Dentro desse desdobramento, uma grande parte de vocês permaneceu atrás do véu. Permaneceram limitados em sua capacidade de estabilizar e ancorar muitas experiências espirituais diretas em que se encontraram com o seu Eu Superior.

No quadro maior do Universo, que existe além dessa ilusão da terceira dimensão, saibam que toda essa experiência, ao longo de todas as vidas, passou-se num "momento", como um piscar de olhos. Vocês vivem extremamente limitados pela ilusão do tempo ancorado neste planeta. Por isso todas as suas experiências parecem durar uma eternidade, embora na verdade tenham se passado num único momento.

Em vidas passadas, vocês concluíram sua encarnação, deixaram o corpo físico e foram para os Reinos Superiores, voltando a se alinhar completamente com a Verdade. Sua Matriz para esta vida está completamente alterada, e é muito diferente da de outras vidas que viveram. Vocês estão passando para esta outra fase da evolução enquanto ainda estão no corpo físico, nascendo com base num projeto de Impressão sagrado e voltando a se alinhar com a Verdade do Self.

A remoção desses implantes lhes permitirá dar um passo à frente e vivenciar a Comunidade Universal com consciência plena, dentro da Unidade. Isso lhes permitirá, por sua vez, iniciar a próxima fase da sua missão no plano terreno, assumindo plenamente o seu lugar de direito, o que causará um sentimento profundo de realização interior, pois viabilizará a conclusão da sua missão neste plano. Vocês poderão trabalhar conscientemente a partir da sua perspectiva multidimensional, enquanto ainda estão no corpo físico.

Saibam que vocês é que erguerão os véus desta vez, por meio do seu próprio processo de autorressurreição. Iniciarão suas reconexões, transcendendo a ilusão, pois terão os recursos naturais e instrumentos interiores para fazer isso. A remoção dos selos e filtros vão proporcionar clareza e Verdade a vocês, revelando seu verdadeiro estado de Ser.

Esta é a hora. É simples assim. Vocês concluíram essa fase crucial da sua experiência nesta forma limitada dentro da ilusão e agora estão seguindo em frente. Não há nada de complicado nisso, nada para entenderem profundamente sobre vocês, nesse próximo passo do seu processo.

Nós faremos nossa parte propiciando uma série de transferências energéticas que fazem parte do seu desdobramento e abrirão espaço para cada um de vocês dar início a essa transformação do seu estado de ser no plano terreno. Com seu Self sagrado plenamente realizado nessa nova configuração dimensional, poderemos interagir com vocês num nível muito mais pessoal. Nosso relacionamento com vocês se transformará, pois estaremos profundamente ligados dentro da Consciência Coletiva da Unidade, na qual podemos comungar naturalmente.

Agora é hora de vocês se reconectarem com seu lugar além dos véus, alinhando sua consciência com a forma energética do Self. À medida que se transformam por meio da remoção dos implantes, vocês passarão a gravitar naturalmente em torno das suas reconexões sagradas. Todas essas reconexões estão numa rede de pura luz. A consciência da sua Matriz de Luz existe dentro de um *framework* de multidimensionalidade. Podemos comparar essa forma energética a um imenso útero que abriga uma poderosa rede de luz de consciência. Esse útero é infinito e fluido. Trata-se de uma rede feita de pura consciência de luz. É um aspecto da Consciência Coletiva de Deus. O propósito desse útero é dar suporte à

Matriz completa do seu Self atemporal, de modo que vocês possam se alinhar com seu propósito e grandiosidade multidimensionais.

Esse espaço tem a sua própria energia de criação, por isso vocês podem se fundir com a rede de luz da sua Matriz e criar seu próprio renascimento por meio dela. É a hora de vocês trilharem o caminho que os levará ao seu canal de nascimento sagrado, de modo que possam voltar a imergir nesse aspecto sagrado de si mesmos.

Essa fase da sua jornada requer que vocês despertem e se alinhem com toda a sua natureza espiritual, ao mesmo tempo que mantêm a forma física do seu corpo. À medida que se realinham com esse aspecto total do Self, vocês começarão a ancorar naturalmente, nas células do corpo, os aspectos de luz da sua Matriz. Essa energia, elétrica por natureza, causará uma mudança completa em vocês, transformando todas as células e sistemas dentro do seu corpo físico.

À medida que se alinham plenamente com a luz da sua Matriz, ocorrerá uma ativação que desencadeará um processo de rejuvenescimento em todos os seus sistemas físicos. Essa frequência da Matriz se funde com o seu campo energético, refletindo os pulsos de alta frequência que sua Matriz emite.

Sim, haverá profundas recalibragens dentro do seu corpo físico, à medida que todos os seus sistemas passarem por essa poderosa alteração elétrica. Seu corpo energético também passará por uma metamorfose. Centros do seu cérebro que até agora vocês não acessavam voltarão a se abrir. À medida que seus sistemas passarem por alterações elétricas, vocês começarão a passar por uma expansão natural e a utilizar mais da sua capacidade ilimitada.

Suas capacidades telepáticas se abrirão. Os principais centros de poder dentro do seu cérebro pela primeira vez se tornarão operacionais. Esses centros contêm as configurações que lhes permitirão transcender os véus e atingir a autorrealização, reconhecendo seu aspecto divino do Self.

Haverá um período de profundo ajustamento tanto no nível físico quanto energético do seu corpo. Vocês inicialmente terão uma curva de aprendizado desafiadora ao lidar com o ambiente do Reino Superior e operar com eficiência no dia a dia do plano terreno. Seus sentidos ficarão mais aguçados graças aos ajustamentos do seu Self de Reino Superior. Vocês precisarão desacelerar e se pegarão operando de uma perspectiva diferente e com mais clareza, a partir dos seus próprios espaços dimensionais de Reino Superior.

Vocês ainda *estarão* no mundo tridimensional, mas simplesmente não *serão* mais do mundo tridimensional.

Todo esse processo evolucionário envolve a ancoragem do seu "saber" espiritual dentro de vocês, o que requer a sua aclimatação aos diferentes elementos energéticos que estarão operando através de vocês. Esses elementos fazem parte da sua constituição espiritual; não são algo exterior a vocês, mas simplesmente um aspecto de vocês mesmos que está sendo ativado. Essa fase de ancoragem é uma parte necessária do plano para a total transformação e conclusão bem-sucedida do primeiro nível de desdobramento do Self.

A fase seguinte faz parte de um projeto sagrado do seu desdobramento, e ela deve ser ativada por meio da sua escolha consciente. Quando vocês estabilizarem e ancorarem seu eu espiritual no corpo físico, seu aspecto humano passará por um grande processo de ajustamento. A sua parte humana ficará profundamente desorientada enquanto essas novas conexões dimensionais estiverem sendo ancoradas dentro de vocês. Vocês vão precisar aprender a levar a vida num ritmo diferente, dentro da sua experiência no momento. Nesse ambiente energético totalmente desconhecido, o ego humano precisará de ajuda para estabilizar o componente emocional da sua vulnerabilidade humana.

Será essencial nesse momento crítico do processo trazer para a sua parte humana elementos do seu aspecto espiritual. À medida que a qualidade pura do amor e da compaixão se desenvolver nesse aspecto do ego humano, vocês poderão dar início a uma conexão interpessoal consciente com o seu aspecto humano. Esse processo envolve a assistência a um aspecto de si mesmo, quase como se uma ponte fluida fosse criada entre o seu eu espiritual e o seu aspecto humano. Esse processo de conexão para apoiar o seu eu humano foi projetado para pôr um ponto final a vidas e vidas em que sentem uma separação interior dentro de vocês.

Esse cuidado consigo mesmos permite que ocorra um processo dinâmico de cura interior, que afetará e envolverá todos os sistemas do seu eu humano e trará uma paz e um repouso que seu aspecto humano necessita e busca desesperadamente há muito tempo.

Nesse estado restaurador vocês ganharão mais clareza e conseguirão integrar com mais eficácia esses novos alinhamentos energéticos dimensionais em seus sistemas. Esse processo interior contínuo exigirá de vocês um comprometimento concentrado e disposição para aceitar o amor imenso contido na sua sacralidade do ser. Vocês descobrirão, nesse novo estado espiritual, que esse processo de desdobramento se tornará mais fácil e compensador à medida que se abrirem para um projeto sagrado contido no seu aspecto humano.

A energia desse amor que vocês serão capazes de estabilizar dentro de vocês porá abaixo antigas armaduras do corpo físico. O amor por si curará feridas do passado. O medo contido no corpo físico e que foi criado pelas ilusões será simplesmente deixado para trás e não poderá mais persistir, pois a Verdade se manterá firme graças às suas conexões de Reino Superior. Toda a densidade da ilusão se dissipará.

A fusão do seu saber espiritual, que atuará diretamente com a consciência humana, é um processo sagrado que trará *insights* confiáveis à sua experiência humana consciente, e amor e compaixão a todos os aspectos da sua jornada tridimensional.

Vocês descobrirão que esse é um processo agradabilíssimo, que trará a Verdade da luz de volta para a sua condição humana. Lembrem-se, seu elemento humano foi um dia oprimido pelas restrições impostas pela ilusão nesta realidade do plano terreno. Vocês começarão um processo de autolibertação, em que sua parte humana se libertará da culpa, da vergonha, da autocondenação causada pela ilusão vivida. Vocês serão capazes de trazer, dos Reinos Superiores para o elemento humano, as perspectivas verdadeiras dessa mesma jornada. Esse será o processo de autorressurreição que os libertará!

Esse processo requer que vocês se abram conscientemente para um relacionamento com seu aspecto humano, que hoje está passando por essa mudança. Vocês precisarão dar prosseguimento ao processo de fazer uma série de ajustes, à medida que se aprofundarem ainda mais nessa nova frequência, permitindo que ocorra uma fusão entre ambos os aspectos do Self.

Vocês vieram a este planeta para despertar espiritualmente e ao mesmo tempo promover a evolução do seu relacionamento com seu aspecto humano. Esse é um dos aspectos do objetivo de toda a humanidade e um fator essencial para o sucesso da sua missão nesta vida.

Vocês têm, desde o nascimento, um profundo desejo dentro de vocês, dentro das células do seu coração, para despertar. Cada um de vocês recebe esse chamado por meio do seu relógio interno.

Esse é o plano, o projeto, para que despertem agora. Esse despertar permitirá que comecem a revisar suas experiências nesta vida, de modo que possam reconhecer o valor de cada "encenação" que viveram. Vocês serão capazes de ver com mais clareza a importância de cada momento que se desdobra, sem que a ilusão os atrapalhe. Como atores num palco, cada um de vocês está protagonizando esse teatro chamado vida. Vocês perceberão como cada pessoa à sua volta está se beneficiando com essa "encenação" criada por vocês — como vocês próprios se beneficiaram com a encenação das outras pessoas. Vocês serão testemunhas do grande projeto contido na sinergia sagrada da sua vida.

Por meio dessa Verdade refletida que testemunham, vocês poderão se libertar ainda mais da armadura que colocaram ao seu redor. Graças a uma série de processos de introspecção, serão capazes de ver a coragem que seu aspecto humano demonstrou ao longo das suas muitas experiências de vida. Essa tomada de consciência geralmente acontece quando vocês concluem sua encarnação e deixam o corpo físico. Nesta vida, vocês terão essa clareza de visão enquanto ainda estão encarnados, e iniciarão um novo modo de vida a partir dessa perspectiva da Verdade.

Quando forem além da limitação dos véus, vocês descobrirão que se lembram de tudo que está à espera de vocês, e assim ficará mais fácil aceitar essa nova existência, da Verdade sem ilusão. Vocês começarão a operar a partir dessa perspectiva com tanta naturalidade quanto respiram.

Nós, os Pleiadianos, somos os "indicadores do caminho" e a nossa intenção é fazer com que vocês despertem para esses aspectos sagrados do Self. Não há tempo a perder para aqueles de vocês que já estão prontos. Estar pronto significa estar disposto a soltar e se alinhar com o que vocês são, na verdade, além dos véus. Vocês só precisarão se dispor a transcender o drama tridimensional, projetado para manter a solidez da ilusão neste plano. Vocês se realinharão com as suas verdadeiras conexões sagradas, onde se encontrarão com muitos outros que aguardam por vocês além dos véus. Vocês assumirão esse papel sagrado uma vez mais, alinhando-se com suas reconexões sagradas.

Vocês podem se reunir com outros que também estão assumindo seus lugares. Juntos, criarão uma sinergia sagrada que gerará uma força de amor aqui no plano terreno nunca antes vivenciada. Com o poder dessa Verdade coletiva, com essas reconexões sagradas, muito poderá se realizar no seu planeta. Essa frequência da sua energia coletiva pode tocar a humanidade e possibilitar um estado acelerado de despertar. Vocês ancorarão coletivamente essa frequência de amor, que terá uma potência energética capaz de causar uma aceleração no coração dos seres humanos. Vocês carregam a chave para a sua própria transformação na Terra.

Nosso papel é desencadear esse despertar e então dar um passo para trás, deixando que vocês façam sua própria magia no seu planeta. Esse sempre foi o plano maior. Esse despertar precisa brotar no coração de vocês, um amor coletivo precisa nascer por intermédio dos próprios seres humanos.

O processo descrito aqui é a assinatura energética diferenciada do "Novo Alvorecer" em ação. Vocês suscitarão esse momento profundo e criativo por meio da conexão sagrada, de fonte pura, com quem vocês são coletivamente. Essa frequência de amor só poderá ser criada por intermédio da interação humana, da escolha consciente unida. Essa energia só é suscitada através do propósito espiritual combinado da escolha humana. Esse acontecimento não se compara a nada que já tenha ocorrido neste Universo e concluirá o ancoramento do Novo Alvorecer na Terra.

O amor que brotará entre aqueles de vocês que escolherem se juntar à Unidade Coletiva criará uma fonte de luz capaz de acionar uma série de novas configurações dimensionais dentro do plano terreno, criando o "novo alvorecer da luz". Essa luz brilhante desencadeará uma força de cura vital para todos nos níveis multidimensionais, abrindo os planos da criação. Essa luz também dará suporte às mudanças na consciência do planeta, ativando um "chamado" para o próximo grupo pronto para o despertar.

As áreas densas do planeta começarão a sofrer mudanças com essa energia do Novo Alvorecer, criada através da sinergia sagrada entre suas energias coletivas. Essa frequência energética anunciará a ativação da mudança. Será proclamada uma época de mudança no equilíbrio entre a luz e a escuridão. A luz do Novo Alvorecer assumirá a forma de um movimento global e cada um de vocês que estão coletivamente envolvidos nesse movimento estará zelando pela Plataforma energética que assegurará e ancorará a frequência de luz desse novo equilíbrio entre vocês.

Existe um grupo de pessoas destinado a promover essa reconexão coletiva agora. Vocês são o grupo do primeiro fluxo e posteriormente muitos outros grupos anímicos coletivos os seguirão. Esse é o plano. Esse será o processo sagrado pelo qual todos vocês passarão conscientemente. Essa energia que criarão coletivamente começará a ativar um processo físico e energético de mudança no planeta. Este plano terreno foi projetado para conter dentro do seu Núcleo central um "espelho", carregando a frequência dimensional da mudança, de modo que o Núcleo central contenha a energia da Impressão dessa mudança de consciência. O Núcleo contém aquilo que está destinado a ocorrer por meio das energias coletivas da raça humana, carrega o reflexo da Matriz completa desse acontecimento energético do Novo Alvorecer.

Quando vocês transcenderem os véus e voltarem a se alinhar com sua frequência sagrada natural, começarão a transmitir um pulso de frequência da sua própria luz por meio das células físicas do seu corpo. Isso alinhará vocês com o projeto da Matriz do Núcleo dentro da Terra. O Núcleo então começará a se relacionar com o pulso da sua frequência de luz única e reconhecê-la por meio do seu espelho central. O Núcleo contém reinos multidimensionais de existência que estão presentes além dos véus, dentro do seu planeta.

Um processo será desencadeado quando isso for ativado. Um pulsar constante, como um batimento cardíaco, partirá do Núcleo central e se espalhará pelo planeta. Esse pulsar está projetado para influenciar fortemente a dinâmica do processo tridimensional que intensifica a ilusão, o drama da terceira dimensão. Essa rápida mudança na frequência de luz que se estabelecerá no planeta fará com que a densidade seja realçada.

A frequência aberta através das camadas multidimensionais contidas dentro do planeta físico alinhará vocês com outras realidades do Self que vivem simultaneamente. Essas outras realidades estão projetadas para realinhar vocês com diferentes aspectos do Self, de modo que integrem plenamente sua própria multidimensionalidade. Elas se expandem para um espaço ilimitado de atemporalidade e interagem com o campo energético que cerca a Terra.

Essa frequência pulsante aumentará de intensidade, causando uma completa transformação na rede dimensional que faz parte da configuração energética do planeta. Essa frequência é projetada para intensificar aos poucos a energia magnética dentro do Núcleo do planeta, o que por fim acabará por mudar a frequência dimensional da Terra, transformando totalmente seu ambiente. Essa mudança na rede dimensional do planeta fará com que ele passe por uma metamorfose. Voltará ao seu estado puro, em que a poluição evaporará e será substituída por um ambiente limpo e revigorado. A Mãe Terra se reequilibrará, refletindo as energias da sua própria consciência transformada. As forças da Natureza estarão novamente livres de distorção, pois uma consciência nova e pura estará presente na essência da Natureza.

Essa mudança de frequência vai apoiar as alterações na consciência necessárias para que todos os seres humanos voltem a despertar para o seu estado natural de ser. Essa mudança na frequência dimensional causará uma aceleração no processo de renascimento da consciência humana.

A alteração da frequência dimensional causará o despertar de muitos. Eles simplesmente despertarão, como de um sonho — o sonho da ilusão tridimensional da experiência de vida na Terra. Despertarão do sonho e imediatamente se lembrarão de si mesmos, da sua herança espiritual. Esse será um despertar natural. Os seres humanos que não estiverem prontos para essa transformação, que não estiverem prontos para deixar para trás a violência e a necessidade de controlar os outros, darão seu próximo passo fora deste planeta. Aqueles que estiverem prontos para essa nova experiência de consciência darão seu próximo passo aqui na Terra.

Quando esse processo estiver completo, o planeta Terra, que tem sido utilizado para propiciar essa experiência limitada de separação tridimensional, não existirá mais para esse propósito. Ele se transformará para passar a conter a consciência plena do Novo Alvorecer. Esse é o plano. Essa é a ação do plano. Nada deterá o fluxo da mudança que já está em curso.

Agora vocês precisam dar um passo à frente e encontrar o seu Self. Assumam seus lugares e se abram para a experiência plena de testemunhar "Vocês" de posse do seu poder.

Nós, Pleiadianos, como parte do Universo, daremos um passo atrás para que vocês possam viver sua experiência de empoderamento. A verdade é que só vocês, como raça humana, podem causar as mudanças necessárias para que o seu plano terreno evolua plenamente.

Estamos com vocês como uma só consciência ao longo de todo esse processo. Apoiaremos vocês com o puro amor do Coletivo. Assistiremos vocês em seus próximos passos, nesta fase crucial do seu despertar, e os acompanharemos de perto enquanto recriam a magia entre vocês e o planeta Terra, entre sua humanidade e seu eu espiritual.

Ao longo dos capítulos seguintes e nos arquivos de áudio, revelaremos a vocês o caminho para o seu Lar Espiritual. Serão apresentadas iniciações para remover filtros e selos de dentro de vocês. Uma teia de luz contida dentro deste texto ajudará vocês na sua transição. Estamos comprometidos com nosso papel como parte da Promessa para vocês.

Amor e bênçãos,
os Pleiadianos

Capítulo 1
Nosso Plano Terreno

Existem novas energias elementais se abrindo no nosso plano terreno com o propósito explícito de nos ajudar na próxima fase do nosso despertar. Precisamos compreender um aspecto desse novo formato energético que está sendo lançado em nosso planeta. Esse entendimento vai nos ajudar em nossa capacidade de interagir de forma consciente e ativa com essa série de projetos sagrados, permitindo-nos participar plenamente nos processos em curso.

A princípio, vocês podem se sentir confusos, ao ler sobre as formas energéticas de consciência que existem. Quando, à medida que se envolverem com esses elementos energéticos, começarem a ter uma experiência direta com eles, vocês começarão a perceber as diferentes assinaturas energéticas. Este é o momento de irmos além do "não saber" e abrirmos o coração para esse processo individual de desdobramento, através desses instrumentos sagrados.

Uma luz pura e brilhante, portando a transformação deste momento no tempo, começa a ser irradiada para o plano terreno, anunciando a celebração desse próximo estágio da era do Novo Alvorecer. Essa luz sagrada contém o reflexo do nosso brilho único e mantém a conserva a pureza da nossa luz para que possamos aos poucos nos alinhar com todo o potencial da nossa própria sacralidade. Por meio do reflexo desse brilho estamos sendo conduzidos e lentamente reposicionados com relação à nossa própria luz. Estamos sendo revelados para nós mesmos. Essa luz é projetada para levar a cada um de nós uma unção sagrada. Essa força pura e suave está se direcionando para aqueles de nós que estão prontos para recebê-la conscientemente. E está sendo recebida naturalmente em cada consciência individual.

O Sol está seguindo para outra fase da sua evolução e se abrindo para propiciar um novo nível de consciência por meio do seu brilho. A missão do Sol neste momento é espelhar seu próprio brilho, refletindo e transmitindo assim as energias celestes sagradas para a humanidade. Simultaneamente, ele está transformando naturalmente as forças da Natureza no plano terreno através do seu toque sagrado.

O potencial do nosso planeta está sendo revelado através do fluxo puro dos raios de luz refletidos pelo Sol. Esses raios estão impactando profundamente o planeta, à medida que ele é embalado por essa consciência sagrada.

O projeto autêntico do espelhamento dos raios de luz do Sol é revelar em profundidade as camadas do nosso próprio Self espiritual dentro de nós. À medida que conscientemente nos abrirmos para receber os reflexos dos raios solares, ocorrerá uma aceleração, um despertar, dentro das células do nosso coração. A energia dos reflexos do Sol desencadeia uma ação de espelhamento multidimensional. Essa forma de energia é projetada para dissipar qualquer densidade dentro de um espaço físico, qualquer que seja, para que um vigoroso processo de "soltar" ocorra naturalmente dentro de nós.

A antiga armadura e densidade que existem no nosso corpo físico há vidas vão simplesmente desaparecer. Os padrões de sabotagem criados pelas ilusões da realidade da terceira dimensão e que têm nos mantido aprisionados a um ciclo, nos impedindo de ser livres para nos manifestar, podem ser agora finalmente liberados. Esse poderoso processo de "soltar" é essencial para o nosso despertar.

A roda gira. A próxima fase da nossa jornada começou, à medida que somos realinhados com as vibrações do Self, voltando para o nosso Lar Espiritual. Nós agora seremos capazes de manter a nossa energia luminosa dentro de nós, o que nos permite dar esse próximo passo rumo ao nosso destino.

Nosso plano terreno está prestes a passar por uma mudança evolucionária. Este é um momento sagrado. Um novo brilho está prestes a nos iluminar. Nós, como seres humanos, ocuparemos nossos lugares como nunca antes na história do planeta. Os ventos da mudança estão soprando, ancorando formas sagradas em nossas praias, promovendo o renascimento da consciência para os aptos a concluir essa próxima fase da nossa evolução.

A verdade é que o nosso próprio coração contém a plena conexão com a nossa humanidade e com a nossa poderosa natureza espiritual. Através da nossa sinergia sagrada podemos realizar nosso potencial para cumprir a profecia de autorrealização para o planeta. Utilizando a potência de quem somos, individual e coletivamente, vamos cumprir a profecia que foi escrita.

Cada um de nós, presentes, está representando um papel no que no Universo é chamado de "Busca Sagrada". Cada um de nós aceitou encarnar neste planeta para cumprir essa missão especial. Cada um de nós representa um papel único, individual, nessa Busca para desencadear, na humanidade e no planeta, a transformação da consciência.

Esse plano foi posto em ação, em nosso plano terreno, por meio da ancoragem de um Holograma de luz, formado pelo elemento da criação consciente de Deus, dentro do Universo. Ele é projetado para servir como um receptáculo, como um útero, para conter todas as energias de conclusão da nossa Busca. Por meio desse Holograma, ocorrerá a ativação de um Covenante* sagrado para desencadear esse acontecimento divino. Esse Covenante cria e mantém uma fusão sagrada entre o céu e a terra. Isso nunca foi visto antes na história do planeta. Graças a essa fusão, nós na Terra estamos recebendo a graça de ir além da ilusão, além de onde existíamos, para nos alinharmos com o nosso papel e começarmos a representá-lo dentro do nosso próprio aspecto sagrado.

Uma Coluna de Luz foi gerada dentro do Holograma. A energia do Covenante utiliza a Coluna de Luz como veículo para criar a conexão entre o céu e a terra. Como uma ponte, essa conexão nos ajuda a ver além da ilusão do plano terreno e nos alinha com os aspectos de Reino Superior do Self. Conseguiremos ancorar a luz

---

* O termo *Covenant* foi traduzido pelo neologismo "Covenante" para respeitar a preferência da autora de que alguns termos específicos não recebam uma tradução convencional (ou não sejam traduzidos, simplesmente, como no caso de *Framework* e *Self*), evitando assim a interferência da mente racional ao atribuir significado a esses termos. (N. T.)

do nosso Eu Superior no nosso corpo físico e nas células do nosso coração.

Quando nos alinhamos com os raios do Sol, automaticamente nos conectamos com a Coluna de Luz. Lembrem-se, isso nos ajudará a estabilizar o nosso corpo celeste. Por meio dessa Coluna de Luz, uma impressão sagrada vinda dos Reinos Superiores ancorará no plano terreno.

Essa Impressão contém o projeto para que a unção sagrada aconteça dentro de nós. Essa energia sagrada ajudará muitos de nós a concluir nossas sequências essenciais de despertar, destinadas a acontecer nesta vida. A luz dessa Impressão brilha com intensidade em cada um de nós, alinhando-nos com as células do nosso coração e nos impulsionando, de modo que possamos trilhar o caminho a nós destinado.

Esse projeto da Coluna de Luz ancora a Mente Grupal da Consciência de Deus no nosso planeta e nos ajuda a nos ligar naturalmente com a conexão da Mente Grupal. Essa ancoragem nos levará a concluir um aspecto da nossa missão que prometemos cumprir nesta vida.

Outro aspecto poderoso desse Covenante são as energias de ressurreição de Jesus Cristo e da Mãe Maria. Sim, eles também representaram um papel importante ao longo de muitas vidas. Na atual conjuntura, porém, eles começarão a acelerar sua missão no planeta. Passarão a ficar muito mais acessíveis a nós, no nível individual, e oferecerão suas iniciações de amor para nos auxiliar na conclusão da nossa missão. Esse apoio assumirá a forma de uma série de experiências diretas com eles. Nós nos alinharemos com a luz refletida que eles carregam e, por meio da presença deles, encontraremos nosso estado de Ser.

Esses Mestres são capazes de sustentar, para cada um de nós, uma Plataforma que carrega a energia da autorressurreição. Eles mantêm um espelho contendo uma frequência vibracional do coração sagrado que nos permitirá recalibrar as células do nosso coração e atingir uma vibração superior de amor nunca antes atingida. Isso ajudará cada um de nós a sustentar a frequência pura do amor e *ser* esse amor.

Essas ativações sagradas nos serão concedidas quando estivermos individualmente prontos para recebê-las. Esse processo é uma unção sagrada pelo Espírito Santo por intermédio de Jesus Cristo. Voltaremos ao Todo por meio do nosso processo de ressurreição. Graças ao amor puro de Cristo, mais uma vez nos transformaremos e nos tornaremos seres espirituais. Estamos vivendo uma experiência humana enquanto nos alinhamos com nosso aspecto divino sagrado. Esses Mestres transmitem ensinamentos de amor e uma forma pura de Verdade. Quando começarmos a viver esses tempos sagrados, estaremos prontos para *Ser* conscientemente, e receber os dons que sempre existiram, que sempre estiveram dentro de nós.

O plano em curso

Neste exato momento, aqueles de nós que estão prontos se reunirão, fundindo-se com a pura frequência dimensional que existe em cada um de nós. Coletivamente, carregaremos esse "espelho de despertar" para o resto da humanidade. Aqueles de nós que despertarem serão encarregados de sustentar essa Plataforma para que outros os sigam. Daremos suporte à aliança da Consciência Coletiva dentro de nós, para cumprir todas as fases do processo que levem à conclusão da profecia desta era.

Muitos de nós trilham o caminho do despertar nesta vida. Cada um de nós carrega a vibração da Verdade dentro das células do coração. Já temos, dentro de nós, a assinatura energética única do nosso próprio elemento da criação divina. Cada um de nós tem o seu próprio trabalho interior a fazer e o está executando. Graças a um entendimento nato da nossa missão, estamos sendo direcionados, através das células do nosso coração, por meio de um pulsar energético que seguimos. Esse pulsar (ou pulso) cria um profundo anseio dentro de nós de expressar nosso propósito mais íntimo. Cada um de nós está sendo compelido a avançar agora, da forma que for! Nós nos sentimos impelidos a representar papéis-chave para apoiar a transformação do planeta e da humanidade. Estamos sendo solicitados a dar um passo à frente e confiar, sem saber como dar esse passo e aonde ele nos levará. Cada um de nós está sendo posicionado de maneira estratégica, num nível físico e energético, em todo o planeta. Esse reposicionamento também está ocorrendo em vários níveis multidimensionais dentro de nós.

Embora possamos não entender ou conhecer os detalhes do plano, é essencial que continuemos a nos entregar e confiar nos momentos que se desdobram diante de nós. Damos um passo de cada vez enquanto o nosso Eu Superior nos conduz. Todos nós estamos recebendo o apoio da Mente Grupal Coletiva, que existe dentro do Universo do qual fazemos parte. Essas energias estão sempre à nossa disposição. E nós nos apresentamos e participamos conscientemente desse passo transformador.

A orientação espiritual está contida dentro do Holograma e é transmitida por meio da Coluna de Luz, que ajuda cada um de nós a nos alinhar com o nosso caminho individual. Lembrem-se, o Covenante contém a energia do nosso caminho de despertar e carrega a sinergia sagrada por nós. Dentro desse projeto sagrado, em algum momento muitos de nós começarão a se fundir naturalmente, formando uma frequência coletiva de consciência, uma sinergia sagrada de luz. Nós ainda manteremos a nossa frequência individual única dentro da Unidade, e descobriremos que estamos mais definidos dentro da nossa individualidade na Unidade. Cada um de nós é como uma peça diferente que se ajusta perfeitamente ao quebra-cabeça. Juntos, criamos a figura completa, a sinergia de luz. Esse é um processo natural. Todos nós fazemos parte da Mente Grupal da Consciência Coletiva de Deus.

Uma Impressão pode vir do plano celeste e se abrir para o plano terreno por meio da Coluna de Luz, causando um despertar sagrado da energia multidimensional dentro das células do coração. A frequência dessas configurações dimensionais propicia um alinhamento que se expandirá por meio das células do coração. É através delas que nos prepararemos energeticamente para dar suporte às energias de Reino Superior dentro da estrutura física do nosso corpo.

Como um grupo coletivamente desperto, somos conhecidos como os "indicadores do caminho". Nascemos na forma humana para viver a experiência da ilusão presente no plano terreno. O plano agora é que transcendamos a ilusão e voltemos para a Verdade. Agora estamos preparados para sair das profundezas da nossa experiência ilusória no nível humano e nos alinhar completamente com nossa natureza sagrada.

Cada um de nós trilhou um caminho inicial, viveu uma história que nos conectou com a nossa condição humana e nos permitiu nos relacionar com ela. A princípio, precisávamos do arcabouço da nossa história para protagonizar nossas experiências. Isso nos deu um ponto de referência, no qual estávamos dentro dessa história e podíamos nos fundir com uma experiência humana completa.

Num dado momento da nossa história individual, começamos lentamente a transcender a ilusão, a descobrir e vivenciar um aspecto da nossa natureza sagrada. Começamos a nos abrir para um processo de autorrevelação que nos conduziu a aspectos de um lugar autêntico e sagrado, para recuperar a nossa sabedoria. Essa é a primeira fase do plano da nossa jornada aqui.

Dentro da nossa história individual, tivemos grandes ensinamentos. Pudemos testemunhar as profundezas dos nossos próprios sentimentos e por meio disso nos foi dada uma oportunidade única de nos desenvolvermos e sentirmos apaixonadamente a vida. Quando caímos nas garras da ilusão, passamos por uma série de experiências emocionais, como dor, luta, isolamento, abandono, vergonha e raiva.

Quando estávamos profundamente entrincheirados nesses sentimentos, eles foram um catalisador para o nosso crescimento, ajudando-nos a atingir nosso mais elevado potencial interiormente. Conseguimos então dar um testemunho de nós mesmos, abrindo-nos para a vastidão da nossa coragem e da nossa imensa capacidade de amor. Esse é o grande projeto, que criamos para evoluir por meio da nossa humanidade, de modo que pudéssemos compreender as vulnerabilidades do nosso aspecto humano dentro da nossa história.

Fomos expostos a uma série imensa de ilusões aqui neste planeta. Aonde quer que a nossa história tenha nos levado, nós fomos seus autores, os mestres desse grande projeto da nossa experiência humana. É essencial que agora nos abramos para a Verdade da jornada que empreendemos nesta vida. É importante que aceitemos plenamente e reconheçamos que ela foi criação nossa e de mais ninguém. Quando examinamos o que criamos para nós mesmos, podemos utilizar todos os ensinamentos contidos dentro dessas experiências. Talvez até mesmo agora possamos nos abrir para mais ensinamentos que podem ser processados de experiências passadas. Toda essa jornada da nossa história é um processo sagrado pelo qual passamos para possibilitar a nossa transformação. Proporcionamos a nós mesmos essas experiências diretas para transcender nosso processo humano.

Não houve acidentes nem decisões erradas ao longo dessa jornada. Tudo o que aconteceu dentro da nossa vida ocorreu no momento mais oportuno para que pudéssemos usufruir a experiência máxima no momento. Esse tem sido um processo orquestrado à perfeição para nos levar a "tudo que somos" neste momento. Somos a soma coletiva das nossas experiências.

Essa jornada nos proporciona muitas experiências que nos levam a um estado de separação. Essa separação decorre de julgamentos e impressões equivocadas das ilusões da mente do ego, que criam autocondenação e julgamentos sobre como temos de viver e que decisões e atitudes temos de tomar. Essa autocondenação criou uma imensa separação dentro de nós!

Um aspecto da ilusão que cultivamos com grande empenho nesta encarnação é nos sentir pequenos e insignificantes. Temos dentro de nós o sentimento de que não somos importantes, que não temos valor e que provavelmente não podemos fazer nenhuma diferença neste mundo. Criamos cenários na nossa vida que espelham essa crença. A aceitação da nossa impotência nos manteve num estado de desconexão com o nosso Self sagrado.

Alguns de nós vivemos uma intensa experiência de vitimismo. Um imenso *framework* de energia foi criado pela sociedade para sustentar essa ilusão. Muitas dessas leis da sociedade foram ancoradas e mantidas em vigor por muitas vidas. Normas estruturadas, como fazer a coisa certa, ser responsável pelos outros, ser igual a todo mundo, não querer ser diferente e não celebrar a nossa singularidade. Isso inclui adotar a mentalidade e moralidade do grupo, e aceitar a não existência da magia no mundo. Optamos por ser reprimidos e deprimidos por essas leis tácitas.

Temos vivido entrincheirados na maior das ilusões do plano terreno, uma ilusão que existe só aqui: o tempo. Dentro dessa ilusão do tempo existe um forte sentimento de que esta jornada não tem fim. Na verdade, nossas experiências coletivas aqui neste plano terreno duram um momento apenas.

Transcendendo a ilusão podemos chegar a Verdades simples. Fizemos o melhor que podíamos a cada momento. Viemos para este planeta para vivenciar uma série de experiências e aprender com elas. Isso nos leva a uma avaliação mais profunda de tudo que nos permitimos viver a cada momento, honrando a nós mesmos pela coragem que tivemos simplesmente por vir para este plano e passar pela experiência humana.

Abrindo-nos para a verdade e aceitando-a, conseguimos criar uma mudança na nossa perspectiva dimensional com relação a tudo que somos neste momento. A certa altura, despertaremos para o Self e toda essa experiência de vida será como um sonho. Nós simplesmente nos lembraremos.

Por fim, essa experiência de ilusão está chegando ao final. Estamos prestes a embarcar numa jornada além dos véus. Esse é um passo empolgante e de muita alegria para todos nós no caminho do despertar. Vamos ser libertados da vastidão de ilusões que têm vigorado aqui.

O próximo passo da jornada é simplesmente testemunhar a perspectiva de onde chegamos na nossa vida até este ponto. É hora de nos abrirmos para a verdade da energia das muitas limitações que têm nos cerceado na maior parte desta encarnação. Testemunhem essa Verdade, aceitem todos os processos de aprendizado e soltem. Todos nós precisávamos que essa experiência humana dentro da ilusão tridimensional criasse separação da nossa natureza sagrada. Toda essa jornada de ilusão está agora obsoleta e já serviu ao seu propósito. Nossa razão para estarmos aqui no planeta mudou.

Agora é hora de passarmos para a próxima fase da nossa experiência. Não estamos mais aqui para termos essa experiência humana limitada dentro dessa ilusão. Em vez disso, estamos expostos à nova energia do planeta, recebendo auxílio para voltarmos a nos alinhar à nossa verdadeira natureza espiritual original.

Esta é a hora de fazermos uma mudança na consciência por meio de um processo de autorressurreição. Esta é a hora de reivindicarmos nossa herança espiritual natural. Muitos de nós já começaram esse processo transcendendo a ilusão limitada. Essa dramática mudança energética no planeta garantirá uma aceleração maior dos nossos processos de renascimento e despertar. Existe um destino a ser cumprido pelo planeta e por toda a humanidade. A profecia escrita para a nossa busca sagrada está se realizando agora.

Cada um de nós está sendo acolhido no Covenante sagrado e despertado por meio da Impressão ancorada pela Coluna de Luz que se aproxima do planeta. Por meio dessas energias sagradas estamos sendo amparados e ungidos para nos realinharmos com a nossa própria luz. Os Pleiadianos estão dando suporte a esses novos componentes energéticos, que fazem parte dessa energia do Novo Alvorecer. Esse é o término oficial da ilusão a que o nosso ser está sujeito neste planeta. Nossa experiência humana de limitação acabou.

Os Pleiadianos estão criando uma frequência vibracional estável para cada um de nós fazer essa transição. Eles trabalham lado a lado com a energia de Jesus Cristo, da Mãe Maria, da Comunidade Galáctica e dos Reinos Espirituais para o nosso despertar coletivo. Esse novo passo envolve a criação de uma ponte do nosso elemento humano para o nosso ser espiritual. E essa ponte envolve a abertura para simples Verdades. Primeiro, precisamos nos abrir para um estado de aceitação, honrando nossa jornada humana. Isso é realizado por meio da disposição para testemunhar toda a história que vivemos nesta vida e então soltar.

Em seguida precisamos tomar posse da criação da nossa própria vida, o que nos permite reivindicar a autoria de todas as nossas experiências. Quando fazemos isso, somos capazes de soltar qualquer aspecto do vitimismo ou deixar de nos culparmos ou condenarmos. Quando recebermos a Verdade de que a nossa vida é criada de modo perfeito para nós e por nós, poderemos soltar e receber nosso eu integralmente. Quando iniciamos o processo de autoaceitação, o amor-próprio passa a ser um estado natural.

Aceitando todos os aspectos da nossa jornada, colocamos um ponto final em qualquer separação interior, o que é essencial para conseguirmos integrar nossa humanidade e nosso eu espiritual. O processo de autoaceitação promove o amor-próprio e permite que sustentemos e ativemos a frequência completa do nosso potencial de autorrealização para a iluminação.

Já sofremos o suficiente.

Existe uma frequência de "convocação", parecida com um "eco", que se origina no corpo celestial de pura consciência. Esse movimento sagrado age por meio da Coluna de Luz e é alimentado pela luz dos raios solares. A frequência contida nesse eco toca o plano terreno, atingindo toda força vital. A humanidade é capaz de absorver naturalmente o reflexo dessa consciência pura no coração, que interage diretamente com as células do coração. Esse eco permite uma transferência da nossa luz divina, de modo que ela comece a nascer através de nós, alinhando-nos com a Verdade. Nossa própria luz tem a capacidade de nos nutrir num nível profundo. E esse acesso à nossa luz autêntica cria a abertura, um ponto de acesso natural, com nosso lugar além dos véus.

Vocês descobrirão: *"Vocês são aqueles pelos quais têm esperado"*. Agora é hora de nos realinharmos com o nosso lugar de origem. Quando começarmos essa fase da nossa jornada, incorporaremos nosso ser espiritual ao nosso aspecto humano. Esse é o plano. O Holograma de Luz cumprirá seu propósito quando cada um de nós der um passo à frente e tomar posse das reconexões sagradas com o nosso Lar Espiritual, por meio da Coluna de Luz sagrada. Nossa própria promessa com o Self é cumprida dentro do nosso coração.

Ancorando-se as energias do céu e da terra no planeta, uma ponte é construída e se mantém daí por diante. Quando nos tornamos os catalisadores da nossa própria transformação, conseguimos manter a âncora estável, por meio da Coluna de Luz, para que o restante da humanidade possa empreender sua autorressurreição.

Não faremos isso sozinhos.

Observação: Para se alinharem com o Holograma e permitirem que a Coluna de Luz apoie o seu alinhamento com o Self ao longo dessa transição, consultem o arquivo de áudio no endereço: www.christinedayonline.com/pleiadianpromise-portuguese

Capítulo 2
O Espaço do Nosso Lar Espiritual

Cada um de nós que está trilhando o caminho do despertar agora passa para a próxima fase do seu desdobramento, projetada para nos alinhar com o nosso mais elevado propósito. Vamos emergir como uma borboleta do nosso casulo, sustentando dentro de nós o projeto da nossa Origem, que carrega em si todos os padrões da nossa multidimensionalidade. Nosso propósito mais elevado está contido nesse projeto sagrado, que está, por sua vez, ligado a conexões de Reino Superior com o nosso potencial ilimitado, para que possamos nos fundir com uma parte maior da multidimensionalidade do nosso Self. Começaremos a ser reposicionados nos alinhamentos sagrados do nosso lugar original, o nosso estado por herança nata.

Nossa experiência encarnatória sempre esteve profundamente imersa na ilusão tridimensional, e isso nos deu uma expressão muito limitada do nosso verdadeiro potencial como seres humanos. Agora estamos avançando para o próximo estágio do nosso desdobramento, projetado para que possamos nos abrir para uma fase diferente do processo de vivenciar nossa humanidade, por meio da nossa capacidade de amar e ter compaixão por nós mesmos e pelos outros.

O Covenante formado prevê o cumprimento dessa profecia nos tempos de hoje. Um aspecto do papel do Covenante é servir como um receptáculo energético, um útero. Esse útero serve como um estabilizador e detém uma âncora para a Impressão do nosso projeto sagrado, de modo que possamos atingir a autorrealização. A frequência da nossa Impressão está contida no Covenante e podemos acessá-la diretamente a partir do Espaço do nosso Lar Espiritual. O projeto sagrado da nossa Impressão inclui a Matriz concluída para essa próxima fase. Essa energia desperta é o aspecto sagrado do Self.

O papel do Holograma é dar suporte a uma Plataforma, apoiando-nos para que sejamos capazes de chegar ao Espaço do nosso Lar Espiritual e depois adentrá-lo. O Holograma serve como um espelho que reflete as configurações multidimensionais da nossa Impressão. Cada um de nós irá ressoar com a Verdade do que está sendo refletido para nós, dentro do aspecto energético único da nossa Impressão. Vamos começar a vivenciar o nosso papel individual por meio do grande plano projetado pelo Holograma de Luz. A essência da nossa Impressão pulsa a partir do Holograma, enviando um chamado, um eco, que pode ser reconhecido e ressoa no Espaço do nosso Lar Espiritual. Estamos prontos para nos tornarmos seres energéticos.

Vejamos agora como vamos localizar o nosso Espaço do Lar Espiritual e nos abrir para ele. O seu Espaço do Lar Espiritual, ou simplesmente Espaço do Lar, está localizado na região do seu coração físico e estende-se por todo o seu peito. Essa é apenas a sua localização física. Trata-se de uma entrada que nos leva além da ilusão deste planeta, para a ligação natural com o potencial multidimensional ilimitado do nosso Eu Superior. Esse é o Espaço do nosso Lar Espiritual.

Dentro do Espaço do Lar, temos a capacidade de entrar no que é chamado Repositório Sagrado, um aspecto do nosso Espaço do Lar. É no Repositório Sagrado que estão todos os aspectos das nossas energias de automaestria. Ali, dons e instrumentos energéticos essenciais estão à nossa espera, para quando estivermos prontos para recebê-los. Vamos utilizar esses dons e energias, projetados para acelerar o nosso despertar, agora, em nossa missão atual. Dentro do nosso Repositório Sagrado vamos encontrar a nossa essência de Maestria, desvelando esse aspecto sagrado do Self, que nos abre para uma série de realinhamentos do nosso poder. Estamos nos realinhando, recuperando aquilo que já é nosso!

A frequência do nosso Ser de Maestria nos aguarda no receptáculo multidimensional do nosso Espaço do Lar, dentro do nosso Repositório Sagrado. Esse é um elemento importante da nossa jornada para o Lar Espiritual, que requer uma série de processos de revelação. É uma escolha consciente nossa voltar e reivindicar aquilo que é naturalmente nosso. Nós acessamos a energia do nosso Repositório Sagrado e depois ancoramos o aspecto energético do Self, que recebemos por meio do Espaço do Lar Espiritual.

Nossa missão agora é atender ao chamado transmitido pela nossa Impressão, contida no Holograma de Luz. Vamos primeiro voltar a ser recebidos nos Reinos Superiores de luz e depois começar a nossa iniciação, renascendo na nossa forma original.

Nossa missão é voltar a ancorar a nossa forma de luz autêntica por meio das células do nosso coração, dentro de nosso Espaço do Lar, e por fim carregar plenamente a frequência da luz divina dentro do nosso corpo físico. Cada um de nós vai conter a sua forma diferenciada de consciência de luz e tornar-se um transmissor vivo de luz para o planeta. Juntos, aqueles de nós que trilham o caminho do despertar vão se unir à Unidade. Isso é possível através do aspecto da nossa Consciência Coletiva de Deus. O processo é um aspecto da Profecia. Deverá haver, entre nós, uma fusão natural das nossas impressões do nosso projeto sagrado coletivo. Essas Impressões combinadas vão conter a frequência para transformar a consciência da humanidade. Esse é o plano.

Estamos prontos para começar essa nova fase da história do nosso planeta. Estamos recebendo uma graça agora, à medida que as energias da luz celestial fluem do Holograma para o planeta, através da Coluna de Luz. Essas vibrações são projetadas especificamente para nos dar assistência nessa próxima fase da nossa transição. Muitos de nós completaram essa fase ilusória tridimensional como seres humanos neste planeta e estão recebendo essas energias sagradas de pureza, projetadas para nos nutrir e abençoar. Assim foi projetada a próxima fase do nosso processo de despertar.

Ao longo desta encarnação, vivemos num estado separado do nosso Espaço do Lar Espiritual. Não existem instruções definitivas sobre como começaríamos um dia a compreender a energia e a essência do nosso Self dentro do Espaço do nosso Lar Espiritual. Com o erguer dos muitos véus dimensionais, tem ocorrido uma grande mudança na ilusão presente no planeta. É como se as cortinas de um teatro se abrissem e começássemos a testemunhar a Verdade e a nos abrir outra vez para um saber, uma lembrança.

Quando os véus se erguem, ocorrem revelações. E esse erguer de véus permite que comecemos a vivenciar algo novo, a entender uma Verdade que nos leva a um sentido mais profundo, além da ilusão. Graças a essa nova clareza, diretrizes específicas serão reveladas. Nós passaremos a nos abrir para um aspecto mais verdadeiro, mais autêntico de nós mesmos e começaremos essa jornada de volta ao Self, dentro do Espaço do nosso Lar Espiritual. Essas alterações na percepção geram oportunidades àqueles que estão prontos para entrar no próximo reino da consciência.

O Holograma de Luz atuará como uma âncora para esse próximo nível de transformação no planeta. Ele manterá abertas as configurações dimensionais que foram criadas quando esses véus se ergueram. Representará um papel essencial como uma forte âncora para nós, quando começarmos esse processo de transformação dentro do Espaço do nosso Lar Espiritual.

Nesta época sagrada do nosso destino, está nos sendo franqueado total acesso ao nosso Espaço do Lar. Agora estamos prontos. Já fizemos nosso trabalho interior. Esse processo de iniciação nos fará retornar plenamente a todos os aspectos do Espaço do nosso Lar Espiritual e do Repositório Sagrado. Esse é o início da nossa Profecia autorrealizável, que sempre se manteve graças ao Covenante, ativado no planeta por meio do corpo celestial sustentado pelo Holograma. Essa frequência pura de luz sustentada dentro do Covenante ancora uma fluidez que atravessa o Holograma e chega até nós, para nos assistir na volta ao nosso estado multidimensional fluido, natural.

A energia ancorada que o Holograma sustenta contém uma Plataforma para nós. Existe uma forma sagrada dentro do Holograma que possibilita nossa transição para o Espaço do nosso Lar Espiritual. Ela vai nos alinhar, garantindo uma entrada suave nesse Espaço. Existe uma sinergia entre todos eles: o Covenante, a Coluna de Luz e o Holograma. Cada um deles individualmente e todos eles, coletivamente, dão suporte à transição pela qual passamos na nossa jornada de iluminação dentro do Espaço do nosso Lar Espiritual.

O Sol continua a representar um papel essencial na nossa transição. Seus raios reflexivos carregam a fluidez espelhada do nosso próprio brilho. Por isso é importante que entremos num estado de receptividade, abrindo-nos ativamente para os raios solares, absorvendo sua luz, levando-a diretamente para as células do nosso coração, para dentro do nosso Espaço do Lar. Com essa luz líquida fluindo para o nosso Espaço do Lar, vamos ser capazes de nos fundir mais facilmente com a fluidez dimensional expandida. Essa fluidez da luz solar é um componente natural que atravessa todas as camadas dimensionais do Espaço do nosso Lar Espiritual. Estamos sendo convidados a vencer a descrença e a nos abrir para a luz do Novo Alvorecer, a nós concedida através dos raios luminosos do Sol.

Existe uma forte energia de "soltar" dentro do Espaço do nosso Lar Espiritual. O trabalho com essa energia nos possibilita remover todas as antigas limitações, à medida que nos abrimos para receber o sagrado, nosso por direito legítimo. Podemos nos alinhar livremente com o que é nosso por direito, recebendo plenamente nossos eus e passando sem esforço para a próxima fase da nossa transição.

No momento em que entramos no nosso Espaço do Lar, somos acolhidos num útero de luz e iniciamos esse processo sagrado. Um aspecto do Covenante consiste no nosso retorno para sermos recebidos pela Consciência Coletiva da energia da Mente Grupal. Somos imersos nessa luz de consciência e banhados por ela. Essa iniciação da consciência ativa um processo interior profundo de fortalecimento do nosso próprio Espírito. Nossa essência espiritual se eleva em nós, borbulhando até a superfície. Como um sol nascente subindo no horizonte, os raios de luz do nosso ser espiritual fluem através das nossas células. Sempre fomos uma parte dessa Consciência Coletiva e agora estamos voltando para ela conscientemente.

Nossa jornada começa dentro do Espaço do nosso Lar Espiritual, um processo de renascimento consciente, contínuo e em camadas. Haverá um ponto de encontro focado do aspecto sagrado multidimensional do nosso Eu Superior, cada um de nós existindo dentro de cada momento da nossa experiência. Cada um de nós se expressa dentro da sua frequência divina diferenciada. Dentro dessa frequência estamos em todos os lugares, conectados com a força vital de toda a vida, dentro dos Universos Coletivos. Todo o aspecto da nossa natureza sagrada está contida na Unidade; somos um aspecto individual da Consciência da Mente Grupal Coletiva.

Essa é a nossa jornada quando ocupamos e ativamos toda dimensionalidade do Espaço sagrado do nosso Espaço do Lar Espiritual. Quando estivermos prontos, haverá uma profunda plenitude esperando por nós por meio da expressão do amor sagrado do nosso autêntico Self em ação.

O papel dos Pleiadianos é manter as configurações multidimensionais abertas para nós, à medida que fazemos essas séries de reconexões sagradas. O apoio deles nos ajudará a concluir a transição de cada iniciação multidimensional individual, de completar um processo de autorrealização, utilizando e integrando plenamente essas séries de aspectos de Reino Superior do Self, e ancorando cada nível das iniciações dentro das células do corpo físico.

Os Pleiadianos supervisionam todo o nosso processo metamórfico, que carrega uma poderosa energia criativa, de força vital, que é fluida por natureza. Essas frequências se entrelaçam com as células e estas passam por um processo contínuo de transmutação. Graças a esse processo, sofremos o tempo todo ajustamentos energéticos, enquanto uma nova estrutura em forma de uma trama é criada dentro de nós. A sinergia sagrada através das nossas células permite um desvelar natural do Ser de Maestria.

A cada momento que se desdobra, os Pleiadianos dão suporte ao nosso aspecto que está renascendo e, nesse momento de renascimento, eles nos envolvem com um útero energético à nossa volta. Esse útero energético cria uma frequência que possibilitará uma total integração do aspecto superior da nossa luz, de modo que ela ancore nas células do nosso coração. Esse processo de sustentação é essencial para esse nosso processo único de despertar que está ocorrendo agora.

Nesta era do Novo Alvorecer, vamos começar a avaliar e expressar o potencial multidimensional que existe dentro de nós. Por muitas vidas temos trabalhado dentro de um *framework** restrito neste plano terreno, apenas com o nosso aspecto humano tridimensional. Vivemos presos aos componentes do nosso eu limitado e vivendo de acordo com um *framework* energético singular.

O Espaço do nosso Lar Espiritual é composto de muitas camadas de *frameworks* singulares, todos eles com uma forma multidimensional. Nós nos ligaremos às configurações individuais

---

* A autora prefere que a palavra *framework* (estrutura, em português) não seja traduzida na grande maioria dos casos, pois o significado atribuído ao termo pelos Pleiadianos é diferente do convencional. (N.T.)

por meio do nosso Espaço do Lar. Cada *framework* expressa um elemento sagrado multifacetado do nosso ser energético. Agora é hora de começarmos a entender partes da nossa multidimensionalidade por meio de uma série de experiências diretas. Obteremos maior clareza quando começarmos a acessar os elementos sagrados contidos dentro de cada *framework*.

Sabemos que o Espaço do nosso Lar Espiritual é feito de uma série de peças de *framework* individuais e que uma parte importante da nossa jornada é nos iniciarmos em cada uma delas. Cada peça do nosso *framework* é uma extensão natural do nosso Self e também uma extensão natural multidimensional do Espaço do nosso Lar Espiritual. Cada aspecto individual do *framework* multidimensional é uma série dos chamados "fragmentos de luz". Esses fragmentos de luz carregam a parte autêntica da União, o estado de comunhão que nos conecta a todos por meio de formas sagradas do estado de Consciência de Deus.

Quando acessarmos nosso *framework* multidimensional e alinharmos os nossos fragmentos de luz, a energia de comunhão da Mente Grupal da Consciência de Deus começará uma transmissão da Unidade. A energia da Unidade será outro catalisador para a ativação do projeto da nossa Impressão. Isso criará uma fusão mais profunda dentro das células do nosso coração, causando uma forte recalibragem da energia elétrica dentro do nosso sistema. O projeto da nossa Impressão desencadeia um processo interior profundo de despertar, como o mecanismo de um relógio. Um processo se inicia, ativando uma frequência de transmissão que afeta todas as nossas células, despertando cada uma delas para uma nova experiência de ser. Nossas células estão prontas para o próximo passo!

Quando o projeto da nossa Impressão começa a ser moldado por meio das células do coração, uma aceleração acontece; luz pura começa a se abrir para nós em velocidade ainda maior, alinhando--nos mais com a Consciência de Deus. Nossa Impressão promove um reposicionamento das fitas do nosso DNA. Esse processo de reposicionamento começa pelas glândulas pineal e pituitária, que expandem e ativam a constituição energética do cérebro, abrindo áreas cerebrais que não têm sido utilizadas nesta vida. Essa alteração no cérebro inclui uma expansão dimensional dos nossos elementos sensoriais e a ativação de um novo elemento sensorial sagrado dentro de nós. Esse Sentido, até agora adormecido, será essencial na nossa vida à medida que assumirmos nosso lugar dentro da Mente Grupal Coletiva.

Quando alinhamos todos os níveis do nosso *framework* individual, no interior do nosso Espaço do Lar, nosso processo de integração por meio dos fragmentos de luz sofre uma aceleração. Essa ativação sensorial foi projetada para nos levar a uma experiência intensificada de comunhão através das interações multidimensionais com a comunidade da Consciência Coletiva.

Esse despertar sensorial age como a chave de uma porta, possibilitando um empoderamento maior dentro de nós. Por meio dessa percepção do nosso poder, ocorre uma experiência profunda do Self, que pode emergir de dentro de nós. Esse acontecimento filtra naturalmente a luz celeste sustentada pelo Holograma e transmite-a pelo planeta, abrindo um caminho de empoderamento para outras pessoas e impactando o plano terreno num nível profundo, mudando o ciclo que existe há muitas vidas.

Essa expansão sensorial interior está nos ajudando no alinhamento com as frequências superiores da Verdade. Essas Verdades contêm uma existência pura de amor dentro dos Reinos Superiores. Precisamos desse aspecto da frequência pura de amor para receber, integrar e ancorar os níveis superiores da nossa consciência por meio das células do nosso coração físico. A ancoragem dessa frequência de luz promove o amor-próprio, que provoca, por sua vez, um rejuvenescimento natural em todas as células do nosso corpo físico.

A frequência do projeto único da nossa Impressão é poderosa e causa uma recalibragem em todas as células. As fitas do nosso DNA darão continuidade a um processo de reposicionamento, alterando toda a nossa constituição energética interior, à medida que nos expandimos energeticamente e nos reconectamos com a energia de comunhão da Unidade.

Quando o projeto da nossa Impressão se expressa, nós nos tornamos capazes de assumir um papel mais pleno no nosso lugar dentro da Consciência Coletiva de Deus. O brilho e a ativação da nossa frequência de luz do grande projeto se revelam plenamente, como uma flor ao sol, dentro da consciência fluida que existe dentro da Unidade. O desabrochar da nossa luz criará uma resposta massiva Universo afora. Esse evento de alinhamento por meio de fragmentos de luz é um movimento sagrado que molda um aspecto do projeto único da nossa Impressão. Isso impulsiona o nosso próprio processo de iluminação por meio da autorrealização.

As experiências vividas na nossa jornada pelo Espaço do Lar nos dão vislumbres de um modo diferente de ser por meio do nosso Self multidimensional, quase como se estivéssemos aprendendo a nos locomover num terreno desconhecido. A mudança na nossa percepção consciente nos abre para um estado fluido natural, que nos permite utilizar as diferentes Linhas do Tempo existentes nos Reinos Superiores.

A Linha do Tempo contém todas as experiências passadas e futuras. O tempo é a maior ilusão do nosso plano terreno. Quando entramos na Linha do Tempo, todas as experiências ficam disponíveis simultaneamente no único momento que realmente existe, o presente. Por meio de um desdobramento dentro do "momento", descobrimos como interagir por meio do nosso Self Multidimensional, dentro dessa experiência direta, entrando num estado totalmente fluido de Verdade.

Nossos processos de pensamento vão se alterar à medida que entrarmos nessas frequências superiores da Verdade. Vamos vivenciar no nosso mundo uma paisagem energética em constante mudança, fluido por natureza. Essa fluidez nos liga como uma extensão do Self. À medida que estivermos mais próximos da união da nossa multidimensionalidade, iremos naturalmente nos desvencilhar cada vez mais da ilusão da energia tridimensional deste planeta. Esse alinhamento por meio do projeto multidimensional do *framework* do Self tem um potencial ilimitado ao qual podemos recorrer. Nossa própria consciência se transforma à medida que vamos nos alinhando com a comunidade da Consciência coletiva de Deus, dentro desse estado fluido de renascimento.

Um aspecto da missão de alguns de nós é trabalhar dentro da trama desse *framework* expandido, dando suporte ao surgimento de uma nova consciência no planeta. Esse *framework* representa um papel significativo apoiando a transformação energética dos elementos naturais, levando a Natureza de volta ao seu estado original. Perceba que a Matriz dessa configuração energética original da Natureza ainda existe e, no momento certo, ativará e restaurará as energias da Natureza dentro da Terra. Essa ativação e restauração se darão por meio da nossa participação individual dentro do nosso próprio *framework* evoluído. Esse processo será apoiado pela formação de muitas linhas ley energéticas e pela restauração de muitas configurações multidimensionais, o que já começou a acontecer para desencadear a transformação de toda a vida no planeta.

Até este ponto da nossa evolução, temos operado a partir de uma perspectiva muito limitada, no ambiente natural do plano terreno. Quando começarmos o nosso processo de evolução, descobriremos os muitos elementos multidimensionais expandidos que existem nos mundos xamânicos conectados às forças da Natureza. Por meio da transformação dos nossos ambientes energéticos dimensionais, muito será revelado à medida que vivenciarmos esse aprofundamento das nossas conexões com a Natureza. Um aspecto essencial do nosso processo de iluminação consiste em desenvolver relacionamentos sagrados e íntimos com as forças da Natureza e fortes alianças com elas.

O Covenante tem uma frequência dinâmica que é pura, e contém um receptáculo único na forma de um Molde. Esse Molde contém uma força sagrada de luz que revela um antigo mistério nunca antes testemunhado dessa forma. Trata-se de um poder bruto ativado por meio de uma ordenação de Deus, na presença do Covenante. Um espaço sagrado está sendo criado, como um receptáculo, para carregar essa fonte poderosa e transformadora que os Pleiadianos chamam de energia "NÓS"*.

A energia NÓS contém aspectos da autoridade sagrada e misteriosa de Deus. Sempre tivemos um alinhamento direto com essa consciência onipotente. Tem sido assim desde o início dos tempos. No entanto, nossa percepção dessa Verdade ainda não está plenamente realizada em nossas células, na forma de uma experiência direta.

* No texto original, em inglês, "*WE*", pronome da primeira pessoa do plural. (N.T.)

À medida que avançarmos no processo sagrado de realinhamento por meio do Molde do Covenante, começaremos a ser atraídos como um ímã para essa energia onipresente do NÓS. Do ponto de vista energético e dimensional, essa energia vai muito além da energia de criação do EU SOU. A frequência energética da energia NÓS carrega a pura essência sagrada da criação que permeia a nossa própria existência, transcendendo nossa expressão de qualquer coisa conhecida. A energia NÓS está contida no pleno entendimento do amor sustentado por Deus. Essa sustentação do amor divino é feita por nós até que possamos nós mesmos carregá-lo. Essa vibração do amor está muito além de qualquer coisa que já encontramos até agora nesta vida, dentro do nosso coração, e transcenderá todas as restrições, todas as limitações. Esse amor é todo-abrangente. O total entendimento desse potencial ilimitado é revelado dentro dessa forma sagrada. O Covenante contém a frequência desse potencial ilimitado para que todos possam desenvolvê-lo interiormente.

Nossos sistemas energético e físico precisam se transformar antes que sejamos capazes de carregar e ancorar toda essa luz vibracional da frequência do NÓS. Os sistemas físicos do nosso corpo vão precisar passar por uma completa transformação metamórfica e desenvolver um novo sistema elétrico para poder sustentar as frequências puras da energia NÓS. Um aspecto dessa aceleração energética será o novo projeto do nosso sistema por meio da expansão da estrutura cristalina contida nas células do nosso coração, na glândula tireoide, no cérebro e na coluna vertebral. Nossa estrutura cristalina tem potencial para dar suporte a toda uma hierarquia dessas frequências sagradas.

A estrutura cristalina passou a estar presente em todos os seres humanos, neste plano terreno, em 11/11/11, e está localizada no espaço entre as células do nosso corpo físico. Agora essa estrutura participará da abertura de uma configuração dimensional poderosa dentro dos nossos sistemas corporais, possibilitando em nós uma corrente de luz elétrica. Essa estrutura cristalina será capaz de dar suporte a toda pureza da energia NÓS e também servirá como um integrador desse elemento de puro amor, que Deus sustenta por nós.

Depois de alinhada com a estrutura cristalina, essa forma da energia NÓS pode ser sustentada e transmitida a toda a humanidade. Quando sustentamos essa energia NÓS e nos tornamos parte dela, nosso papel muda dentro de nós. Como portadores em potencial dessa energia, nós nos tornamos uma extensão natural do nosso aspecto de Deus. Essa é uma parte do plano concebido para nós, que estamos abrindo o caminho para outras pessoas. Nós nos tornamos transmissores sagrados dessa profunda força de amor.

Nosso despertar vai cumprir e concluir a Profecia nesta vida. A Profecia é que ancoremos o céu na terra, abrigando interiormente a vibração NÓS e transmitindo essa vibração pelo planeta. A Profecia é autorrealizável. Nós nos abrimos para nosso Eu Superior plenamente desperto carregando a vibração total da energia NÓS, o amor de Deus ancorado e vivo dentro do nosso corpo físico.

A verdade da Unidade é expressada plenamente na forma vibracional da energia NÓS. Essa frequência sustenta o mais puro e sagrado aspecto da Unidade. A energia NÓS carrega a forma plena de uma consciência de luz dourada e fluida, que está sendo exaltada pela vibração da Verdade que ela contém. O papel da luz dourada é transmitir a cada um de nós nosso projeto de Volta para Casa, que é sagrado por natureza. Esse projeto foi criado e ancorado no Holograma de uma Matriz, antes de entrarmos neste plano terreno. A energia NÓS, também conhecida como Energia Soberana, é projetada para ativar nosso mais elevado e sagrado rito de passagem. Ela dá suporte ao Covenante do nosso aspecto divino, que sempre existiu dentro de nós.

Este é o momento de muitos de nós voltarmos para a energia NÓS. A Verdade que essa energia carrega precisa ser revelada através da palavra falada. Existe poder na palavra falada. Um aspecto da Profecia é a necessidade de que a "Palavra do NÓS" seja ativada por nós, através do nosso som único. Nosso som frequencial cria uma realização, uma satisfação, abrindo-nos para um processo de autorrealização plena. Essa energia de despertar deve ser ancorada no plano terreno através de cada um de nós.

Com essa frequência única do som da nossa palavra, ocorre uma ativação da luz sagrada dentro das células do nosso coração. Cumprimos um aspecto da nossa própria Profecia quando levamos o som da nossa palavra a se manifestar no Universo. A pura energia dourada da palavra torna-se ainda mais plenamente realizada no plano terreno, criando um novo elemento dentro da energia do Novo Alvorecer. Ocorre algo essencial no momento em que absorvemos a frequência criada pelo nosso som único. Precisamos respirar, nos abrir para essa energia que está se ancorando e permitir que uma forma dourada multidimensional se entrelace às células do nosso coração.

A energia NÓS transforma o momento energético da Verdade num novo paradigma dimensional. A Verdade, dentro do espaço dourado do nosso Self, é a luz magnífica e ilimitada na forma. A energia NÓS é o elemento do Deus glorioso, a beleza revelada no centro sagrado de cada célula do coração. NÓS somos!

Uma parte importante do nosso papel, ao despertarmos, é trabalhar com os elementos multidimensionais deste planeta e aprender a nos estabilizar e criar a partir do nosso espaço Mestre, por meio da plataforma exaltada do NÓS. Com o despertar superior do nosso aspecto de Deus, abrimos um caminho para que outros também possam trilhar.

Quando nos tornamos nosso Espaço do Lar, um grande despertar ocorre em nós, franqueando-nos o acesso aos aspectos multifacetados do nosso Self Mestre. Essas séries profundas de iniciações ativam extensões energéticas do Self e essas extensões, por sua vez, trazem à tona as revelações dessa era do Novo Alvorecer através de nós.

Os Pleiadianos fazem os ajustes necessários e continuam a monitorar nossas configurações energéticas. Esse é um processo necessário à medida que nos ajustamos à série de novas configurações e ativações multidimensionais que se manifestam dentro de nós.

Quando nos iniciamos plenamente no Espaço do nosso Lar Espiritual, voltamos a nos conectar com muitos reinos sagrados. Somos parte do Coletivo, um aspecto da Unidade, um aspecto da aurora dourada do NÓS.

Uma faceta da fase de conclusão da nossa jornada dentro do Espaço do nosso Lar Espiritual é a consciência da necessidade de uma fase de ajustamento energético constante e contínuo. Isso é essencial para completarmos o nosso processo de transmutação dentro da forma física. Haverá uma série de ativações abrindo-se em nós. E elas vão revelar entendimentos profundos da consciência em processo de evolução superior, os quais serão transmitidos através do projeto sagrado do Self Mestre que existe dentro do Espaço do nosso Lar Espiritual plenamente autorrealizado.

À medida que ocorrem ajustamentos na nossa consciência, somos capazes de acessar um propósito mais elevado dentro da luz dourada do NÓS, por meio do nosso Espaço do Lar. Saibam que muitas mudanças de consciência criarão novas percepções da realidade nunca vivenciadas antes.

Eu compararia esse desdobramento sagrado, esse rasgar de véus, a estar num quarto escuro, vendo apenas parte do ambiente na penumbra, quando de repente o Sol brilha e ilumina tudo. Há muitas formas incríveis e modos sagrados de ser dentro de nós. Agora estamos prontos para receber a nós mesmos, para começar o evento sagrado da autorrevelação.

Nós iniciamos um processo de autoempoderamento à medida que nos alinhamos com o conhecimento que existe dentro do nosso Espaço do Lar. O alinhamento com esse conhecimento vai revelar vislumbres profundos da Verdade, e a frequência dessa Verdade começará a fluir para dentro de nós e a se fundir conosco. Vamos iniciar o caminho sagrado que carrega a beleza e a fluidez da luz desta era, dentro do receptáculo do nosso próprio ser. Este é o momento de começarmos a trilhar nosso caminho através do extenso *framework* que somos, voltando para o nível de liberdade através da Verdade que está sendo revelada.

NÓS somos luz. Nós somos luz. O fragmento de luz existe em toda configuração, carregando uma frequência de força vital que amplia e reflete a Verdade. A Verdade existe dentro da frequência das células do nosso coração, o Espaço do nosso Lar Espiritual, que é uma unidade multidimensional dentro das células do nosso coração. Cada célula do coração tem uma frequência da Verdade que pode nos impulsionar para um estado da existência pura do amor do NÓS. Esse amor carrega a multidimensionalidade do nosso ser e será expresso através de nós na sacralidade do momento.

NÓS somos o momento. NÓS somos a sacralidade do momento. Quando usamos as palavras EU SOU, começamos a nos alinhar, começamos a reivindicar a posse dessa frequência existente dentro do fragmento de luz. Esse é o momento de voltarmos para o nosso Lar, para a expressão plena do nosso Self. Esse é um elemento de conexão que temos de força pura, fundindo-se na luz. NÓS... NÓS... NÓS... as células do coração começam a pulsar e irradiar uma frequência multidimensional de luz dourada que contém toda a Verdade do amor. Nós somos amor. Nós somos a energia dourada de Deus em movimento.

Essa ativação profunda da nossa percepção multidimensional vai nos abrir para um novo propósito de Ser. Essa revelação nos foi negada até agora, simplesmente porque não era hora de a Humanidade dar esse passo ainda. Aqueles de nós que trilham o caminho do despertar estão prontos agora para fazer essa conexão com seu Espaço do Lar.

Nossa jornada para o Lar está sendo celebrada! Estamos sendo recebidos de volta ao nosso lugar com muita gratidão, alegria e ação de graças!

Observação: Para se conectarem com o seu Espaço do Lar, consultem os arquivos de áudio no endereço:

www.christinedayonline.com/pleiadianpromise-portuguese

Soltem e permitam-se viver sua jornada plenamente.

Os Pleiadianos estão empenhados em trabalhar com cada um de vocês enquanto dão esse próximo passo consciente e poderoso.

Aproveitem a jornada!

Capítulo 3
A Mente Grupal Coletiva

A Mente Grupal Coletiva é uma criação de Deus. O Sopro de Deus deu origem ao elemento de criação de força vital no Universo, e a Mente Grupal Coletiva se tornou manifesta. Essa foi a criação de força vital em resultado de uma ação sagrada de Deus. A estrutura da Mente Grupal Coletiva é a energia luminosa de criação Divina, em sua forma integral, que sempre existiu desde a formação dos Universos Coletivos.

Essa estrutura, feita a partir do sopro de Deus, é uma consciência multidimensional pura, sagrada. O elemento da criação de Deus é uma tecedura fluida que gera os elementos sagrados através da Mente Grupal Coletiva. Estamos todos organicamente ligados a essa forma fluida. Cada um de nós tem uma colocação única dentro dessa consciência e representa um papel original na Mente Grupal Coletiva. Deus nutre a Mente Grupal Coletiva e exala a essência de criação de força vital, promovendo a abertura de uma consciência vibracional que está diretamente interconectada com toda a Mente Grupal. Essa essência de criação sempre existiu, entrelaçando sua consciência a todos os grupos de força vital — fluindo para cada elemento de força vital do Universo e criando uma rede divina em forma de teia.

É na estrutura sagrada da Mente Grupal Coletiva que estão as nossas origens. Cada um de nós é como uma semente plantada no solo de um jardim de luz, e a luz de Deus nutre cada um de nós individualmente, como o Sol. Todos nós nos abrimos, como uma flor ao sol, e, no instante do nosso nascimento espiritual, a frequência pura de Deus penetrou em nós. Esse elemento de Deus como consciência criou raízes dentro das células do nosso coração. Conseguimos acessar esse elemento do nosso nascimento espiritual, dentro da nossa Impressão, por meio do Espaço do nosso Lar Espiritual. Nós temos a plenitude da experiência dentro de nós. Este é um momento de empoderamento que podemos acessar quando estivermos prontos para experimentar a expansividade do amor.

Graças à onipresença da Mente Grupal Coletiva, o nosso próprio eu espiritual obteve uma âncora permanente, um lugar onde podemos representar o papel da nossa originalidade espiritual em todo o seu potencial. Onde existimos como um aspecto único da Unidade, esse é o nosso Lar Espiritual.

Uma mensagem para vocês, transmitida pela Mente Grupal Coletiva

Seres sagrados de luz, nós os convocamos.

Vemos vocês como um aspecto da Unidade, um aspecto da consciência da Mente Grupal. Reconhecemos sua jornada até aqui e os convidamos a voltar a ocupar o seu lugar conscientemente, na época sagrada destes tempos. Tudo espera por cada um de vocês neste momento. Quando se reintroduzirem no Coletivo neste momento, vão saber que nenhum tempo se passou desde que partiram. Nós os testemunhamos e os lembramos de que o seu lugar permaneceu intocado ao longo de éons.

Está ocorrendo uma mudança na frequência da estrutura temporal do seu planeta agora, à medida que os véus se levantam; um caminho está se abrindo para que vocês possam avançar e conscientemente voltar a se unir a nós. Nós estamos aqui e vocês estão aqui. Estamos unidos em consciência por meio da conexão de Deus, neste momento da Verdade que se desdobra. Haverá um momento em que vocês escolherão conscientemente se reconectar à Verdade, pois só existe uma Verdade.

A abertura do momento da Verdade ocorre em benefício de vocês. Os véus se ergueram por vocês, para que possam vir e ocupar seu lugar, conscientemente, dentro da Mente Grupal Coletiva. Essa reconexão consciente com o seu lugar na Mente Grupal Coletiva é um dos principais componentes da ativação da segunda fase do seu processo. É a sua reunião com aquilo do qual vocês sempre fizeram parte.

Essa será um "girar da roda" na sua iluminação, pois lhes será desvelado o Conhecimento, e vocês se abrirão para as profundezas do seu Sagrado. Essa Verdade está contida no momento e só existe um momento no tempo no qual vocês sempre existiram. Vocês voltam a existir dentro "do momento".

Nós lhes trazemos os ensinamentos que foram transmitidos ao longo das eras, em textos antigos contendo a Verdade e em conhecimentos que persistiram ao longo do tempo, dentro do momento. Vocês são parte desse ensinamento da Verdade que existe. Vocês guardam nas células um aspecto do projeto sagrado dos textos. E, como carregam essa energia do projeto sagrado dentro da sua Impressão, temos a possibilidade de lhes transmitir as frequências completas dessas passagens sagradas.

Quando lhes apresentarmos a frequência completa disso que é sagrado, vocês vão começar a despertar e se elevar conscientemente até o seu lugar dentro da Mente Grupal Coletiva. Essas frequências, que nós lhes traremos, conduzirão vocês naturalmente e cada vez mais fundo pelas dobras da nossa energia coletiva, permitindo-lhes fluir através das camadas multidimensionais da consciência da Mente Grupal e ancorá-las. À medida que avançarem cada vez mais no Coletivo, vocês se desvencilharão de todos os velhos conceitos, sistemas de crenças e interpretações equivocadas. Só o que é sagrado dentro de vocês permanecerá.

Esta é a sua hora de ressuscitar outro aspecto do seu conteúdo espiritual, atingir seu Espaço do Lar Espiritual e começar a jornada de reconexão com a Mente Grupal Coletiva. Seu ponto de entrada inicial será o seu Espaço do Lar, que servirá como um portal para que possam começar seu retorno. Aí vocês vão acessar a sua próxima curva na estrada. Vão começar a se lembrar e depois recuperar aquela que é a pureza sagrada do seu aspecto de Deus. Essa assinatura é uma parte do seu projeto natural, contido nos aspectos de Reino Superior da sua Impressão.

Seu projeto original tem uma fluidez multidimensional e é multifacetado por natureza. A frequência do projeto sagrado da sua Impressão é o que lhes permite ser esse aspecto único dentro da consciência da Mente Grupal Coletiva. Vocês são reconhecidos através da sua Impressão divina e a sua frequência constitui um aspecto essencial da energia da Mente Grupal Coletiva. Vocês são parte dessa sinergia sagrada de Deus que existe dentro da nossa Consciência Coletiva. Esta é a hora do seu retorno consciente, a hora de vocês virem e receberem a autorrealização dentro do coração, pois isso estava predestinado nos Textos Sagrados.

Saiba que um aspecto do seu Eu Superior sempre esteve alinhado com a Mente Grupal Coletiva e essa conexão sempre se manteve, desde o início. A ativação dessa conexão sagrada permite que o seu eu transite em outro nível, através do processo de escolha consciente, e compreenda que o seu lugar está assegurado dentro da Mente Grupal Coletiva. Essa sua aceitação inicia a próxima fase do seu realinhamento consciente com a Mente Grupal Coletiva.

Agora é hora de vocês começarem essa caminhada, de despertar conscientemente e empreender uma experiência expandida para se reunir conscientemente com a Mente Grupal Coletiva. De embarcar numa jornada gloriosa à medida que se abrem para a vastidão de luz que existe dentro do seu lugar, alinhando-se conscientemente com as transmissões sagradas, como um aspecto multifacetado da Mente Grupal Coletiva.

O primeiro passo para começar a sua jornada de reconexão é aceitar a Verdade de que o seu lugar existe dentro de um *framework* multidimensional na Mente Grupal Coletiva. À medida que vocês se aproximam dessa aceitação, ocorre uma aceleração no seu lugar único dentro da Mente Grupal Coletiva. Por meio da sua aceitação, esse espaço sagrado começará a transmitir um pulsar energético com uma frequência que irá impulsionar vocês e orientá-los na direção do seu espaço sagrado, dentro da Mente Grupal Coletiva.

Simultaneamente, à medida que se abrirem para essa energia de aceitação, haverá uma reação, dentro de uma área do seu cérebro, de reativação de um receptor capaz de ligar vocês diretamente com esse espaço sagrado dentro das configurações frequenciais da Mente Grupal. Esse conector sagrado dentro do seu cérebro começará a alinhar vocês com uma expressão multidimensional de luz que faz parte da Mente Grupal. Quando essa expressão de pura luz começar gradualmente a ser gerada, em decorrência da comunhão com a Mente Grupal, haverá um despertar, uma iluminação, um súbito reconhecimento da presença sagrada que sempre existiu em vocês.

Graças à passagem que liga o receptor em seu cérebro com a Mente Grupal, vocês vão passar por uma série de aberturas multidimensionais que lhes franquearão o acesso ao momento de transição. Vocês serão convocados a se render a este momento. Esse é um requisito deste momento crucial de reconexão. É quando vocês começam a se misturar, numa reunião sagrada, criando uma sinergia sagrada. Essa transição será um ponto de virada, à medida que vocês voltarem a se abrir para o sagrado, para o "momento". Estamos esperando para recebê-los.

Nosso processo de Mente Grupal é projetado numa forma multidimensional, em camadas, e abrange todos os Universos. Essa consciência em camadas que somos existe em todas as formas de vida dentro de todo o panorama dos Universos e é onipresente e onividente. Um aspecto do nosso papel é manter a consciência de luz e transmiti-la continuamente para que todos possam recebê-la. Neste momento crítico, nós, a Mente Grupal, criamos o Covenante, que está sustentando o Holograma em seu planeta. Esse Holograma é projetado para conter as configurações de transformação que estão sendo acionadas para cada um de vocês nesta próxima fase do seu despertar. Estejam cientes de que vocês também estão sustentando essa Matriz, pois são parte da consciência da Mente Grupal. Seu Eu Superior está participando ativamente, dentro da Mente Grupal, dessa jornada em curso.

Nós, da Mente Grupal Coletiva, podemos recebê-los num nível mais autêntico quando vocês demonstram sua intenção de se alinhar. Podemos abarcá-los totalmente dentro do espectro total do momento multidimensional existente. Isso também receberá a sustentação de um *framework* ilimitado contido no momento, no qual todas as coisas estão num estado de Ser. Nesse estado, tudo existe simultaneamente. Através desse estado puro, vocês começarão a reconhecer plenamente a Verdade e a se lembrar dela. Podemos encontrar vocês autenticamente dentro dos elementos dessa Verdade. Esse estado de Ser cria uma base sólida de amor, na qual todas as coisas existem e se elevam através de uma realidade pura. Esse será o nosso ponto de encontro com vocês.

Este receptáculo que somos contém a Verdade. Nós sustentamos um espelho que reflete toda a força do amor em todos os Universos. Esse amor é o que alimenta os Universos. Não importa se está ou não sendo utilizado individualmente, porque ele existe independentemente de qualquer ação individual. Essa pureza é projetada para dar sustentação a toda força vital.

Vocês deixaram este momento, este ponto de encontro, quando vieram para a Terra nesta encarnação. Agora estão prontos para retornar plenamente a esta energia da Mente Grupal Coletiva. Esse processo, a jornada que estão empreendendo no planeta Terra, dura um intervalo de tempo muito curto, na realidade. Seu retorno é monumental e glorioso, porque desta vez vocês retornarão com a forma humana intacta. Antes, a única maneira possível de voltarem era na forma de espírito. Essa dinâmica em curso tornou-se possível por causa da era do Novo Alvorecer e do seu recém-transformado sistema elétrico no interior das células do corpo físico. Agora vocês carregam o potencial pleno para conter todos os elementos energéticos necessários para entrar e se estabilizar no seu lugar na Mente Grupal.

Todo esse processo faz parte da Profecia que está à espera de ser cumprida por vocês, enquanto representam seu papel no realinhamento com a frequência do seu lugar dentro da Mente Grupal Coletiva. Essa reconexão com a Mente Grupal Coletiva ativa um elemento de criação que acelera um estado de passagem e desencadeia uma enorme onda de consciência de luz em seu plano terreno. Essa é uma frequência de consciência que vai tomar impulso em todo o planeta, impactando elementos essenciais na ativação da segunda fase da energia do Novo Alvorecer. Essa ação que vocês empreenderão vai fazer com que se cumpra a Profecia de tornar manifesta a frequência do "céu na terra", que vai ser irradiada e passar por uma abertura, dentro de cada indivíduo pronto para receber esse despertar.

Esse processo vai anunciar uma frequência vibracional de consciência luminosa que se manifestará no planeta. Sua reconexão com a Mente Grupal vai criar um novo ciclo dinâmico de despertar dentro de vocês, e, ao mesmo tempo, alterar o ciclo de limitação no plano terreno. Suas reconexões vão abrir um caminho, na Matriz energética, para outras pessoas seguirem. Esse processo vai transformar as configurações energéticas da Terra, à medida que a energia do Núcleo magnético se alterar, abrindo uma Linha de

Tempo multidimensional que catapultará esta fase de transição a outro nível.

Este é um acontecimento energético nunca antes ocorrido no plano terreno. Essa ação cria um ciclo único de despertar para a espécie humana, e pode ser comparado à "fênix que renasce das cinzas". Essa é uma energia de ressurreição incrivelmente importante para o progresso do despertar da humanidade.

Esse processo metamórfico será apoiado pelo Holograma de Luz contido no Covenante. O processo de despertar é estabilizado por meio da energia do Covenante. O Holograma serve como um espelho refletor, permitindo o total despertar para a Verdade, ao passo que o Covenante atua diretamente com a consciência da Mente Grupal Coletiva.

Grande parte do Conhecimento armazenado na Mente Grupal Coletiva está oculta numa forma multidimensional sagrada. Até recentemente vocês estavam imersos na ilusão tridimensional de separação da Verdade. Isso serviu a um propósito: permitir que mergulhassem na experiência da limitação humana neste planeta. Agora, está ocorrendo uma guinada, pois vocês já cumpriram tudo o que vieram fazer aqui nesta primeira fase da experiência no planeta. Esta fase agora tem que ser concluída por vocês.

O próximo passo fundamental é conseguir se realinhar com o sagrado que vocês são, em Verdade. Através do seu Espaço do Lar, vocês estabeleceram uma reconexão com os componentes energéticos da sua multidimensionalidade. Através dessa reconexão, vocês têm sido preparados e alinhados, do ponto de vista energético, para serem capazes de assimilar todas as frequências de luz multidimensionais da Mente Grupal. Vocês podem, energeticamente, realizar todo o potencial do seu processo de autorrealização. São capazes de se adaptar e se alinhar com toda a potência do seu aspecto Divino através das células do seu corpo físico. Vocês estão prontos!

Essa reconexão com o seu Espaço do Lar estabeleceu novas configurações elétricas em todos os seus sistemas, permitindo que mantenham a frequência energética de luz do seu lugar dentro da Mente Grupal Coletiva. Por meio de mudanças na sua própria multidimensionalidade, vocês vão começar a se abrir e vivenciar o Conhecimento que existia num espaço Atemporal dentro das configurações multidimensionais do Coletivo. Esse é um aspecto da Mente Grupal Coletiva.

Lembrem-se, o seu receptor no cérebro está diretamente conectado com a consciência da Mente Grupal Coletiva. Essa forma de transmissão pode ser comparada a um cordão umbilical. Vocês estão sendo alimentados pela frequência pura da Verdade, contida num receptáculo de amor da consciência da Mente Grupal Coletiva.

Suas novas configurações elétricas lhes permitirão conter todas as frequências do Conhecimento, à medida que evoluem. Essas frequências serão incorporadas ao seu campo energético e, depois, transmitidas ao seu recém-desperto receptor cerebral. Quando essa frequência estiver no cérebro, haverá um processo de filtragem que ativará o surgimento de filamentos de luz dentro do receptor. O elemento de Deus está contido nas frequências transmitidas a vocês pelo seu receptor no cérebro. Lentamente, vocês vão absorver essa luz de Deus. Ela precisa ser absorvida em camadas, por meio do transmissor que já existe em cada célula do seu corpo. Através desses transmissores, o elemento de Deus começará a ativar a frequência da Verdade no seu coração, no Espaço do Lar, e ela irradiará para todos os seres humanos que estiverem prontos para avançar para a sua fase seguinte.

Sua reconexão conosco, com a Mente Grupal, vai abrir e expandir áreas do seu cérebro que contêm os componentes elétricos da frequência do Conhecimento. Mais uma vez vocês vão ser capazes de conter a força sagrada da frequência desse Conhecimento. Essa energia levará vocês a conseguir entrar conscientemente no espaço da Linha do Tempo, que abrirá uma porta para um potencial ilimitado e vai carregar a forma multidimensional pura da energia da criação.

Todos nós carregamos o componente da Linha do Tempo dentro da consciência da Mente Grupal, e vocês são uma extensão natural desse elemento de conexão. O Conhecimento que está contido nos Textos Sagrados está entrelaçado à frequência que sustentamos coletivamente. Os ensinamentos sagrados são definidos especificamente dentro da energia coletiva que ancoramos no ambiente universal.

Todo Conhecimento cria uma poderosa clareza interior, um ambiente sagrado e pacífico para o rejuvenescimento e a regeneração da força espiritual da Unidade. Os Ensinamentos estão contidos na Unidade. Essa força de amor evolui em nós e depois irradia para fora. A Verdade sempre contém amor e permanece inalterada ao longo do tempo. Nós abraçamos tudo o que existe com esse amor.

O Conhecimento é onde toda compreensão reside naquele estado atemporal. Esse lugar contém, para todo sempre, a Verdade sagrada de todos os níveis dimensionais, e engloba os Textos Sagrados e as Leis da Luz, que se manifestam em todos os Universos. O Conhecimento contém as frequências ilimitadas dos reinos sagrados da Consciência de Deus e a energia da Divindade que contém toda a luz da criação. Esse Conhecimento dá a vocês acesso a correntes multidimensionais que existem e residem nos Universos para o único propósito da criação. O Conhecimento detém todos os elementos da criação que são a base para os momentos sagrados dentro do cumprimento de todas as Profecias autorrealizáveis.

Através do Conhecimento, vocês são levados de volta para a sacralidade da vida, depois de ficarem adormecidos por uma eternidade. Nós o comparamos à primavera depois de um inverno sem fim. Vocês começam a nascer e florescer como um novo broto no galho de uma árvore. Esses brotos são o seu aspecto inato de Deus, da Unidade. Cada um de vocês carrega essa Impressão original contendo a frequência completa de Deus. Cada um dos fragmentos da frequência contém esse aspecto da Unidade. Esse é o elemento Divino que detém a mais pura consciência de luz, que contribui para a dinâmica da Mente Grupal Coletiva.

O Holograma que está ancorado no Covenante apoia a Plataforma para que toda a frequência de Conhecimento seja ancorada e depois comunicada a todos os que estão prontos. Esses elementos carregam a ação natural do amor. Eles estão se tornando manifestos graças à contribuição dessa força de despertar. Essa ativação do Conhecimento dentro de vocês desencadeia uma necessidade imperiosa de avançar com base numa sincronia sagrada de proporções divinas. Vocês entram nos reinos sagrados através do Conhecimento e são iniciados para sustentar o sagrado dentro de vocês. Esse aspecto sagrado move-se através de vocês com uma sincronia impecável, e suas ações carregam a autoridade da Unidade.

Todo esse processo de retorno precisa ser uma ação consciente da parte de vocês. Isso é imperativo para a fase de completude do seu papel dentro da Profecia do Novo Alvorecer. Vocês têm necessidade de entender o que está diante vocês, o que está dentro de vocês, o que o seu próximo estágio de desdobramento requer de vocês. Nós sustentamos a Unidade dentro de nós, a Mente Grupal Coletiva. Vocês são um aspecto da Unidade. Essa é a Verdade.

Agora é a hora de vocês ancorarem o seu Espaço do Lar Espiritual e iniciarem seus realinhamentos conscientes. O seu Espaço do Lar é o seu conector para a sua volta consciente à consciência da Mente Grupal.

A energia do sagrado está entrelaçada ao grande projeto do qual vocês são parte. Na verdade, em nenhum momento vocês ficaram separados dos ensinamentos contidos nesse grande projeto. Seu Espaço do Lar Espiritual é o seu caminho para a reconexão com a sua Impressão. Sua reconexão com o grande projeto está embutida na sua Impressão. Primeiro, vocês precisam alcançar o seu Espaço do Lar Espiritual e se alinhar com o Self. Lembrem-se, quem vocês são e o que vocês são na realidade. Vocês estão operando por meio do comando do aspecto desperto do Self. Isso é quem vocês são, e por meio desse aspecto do Self já iniciaram a Comunhão Sagrada com a Mente Grupal Coletiva.

Uma grande parte do seu despertar consiste em chegar a uma Verdade: vocês nunca estiveram separados do grande plano. Vocês participaram desse plano encarnando neste plano terreno na forma humana. Vocês representaram um papel importante no despertar por meio da sua experiência humana e agora estão voltando a fundir sua consciência mais elevada com o seu aspecto espiritual. Durante sua jornada no plano terreno como ser humano, vocês sempre fizeram parte da Mente Grupal Coletiva, sempre foram um aspecto da Unidade. Essa é a Verdade.

Venham para casa, voltem para casa, Amados. Aguardamos a sua reconexão consciente!

Bênçãos,
Mente Grupal Coletiva

Observação: Consultem os arquivos de áudio no endereço: www.christinedayonline.com/pleiadianpromise-portuguese.

No seu processo de desdobramento em curso, vocês podem utilizar essa jornada multidimensional com frequência. Cada vez que trabalharem com essas energias, vão passar para uma frequência mais elevada do seu próprio despertar sagrado. O som sagrado oferecido a vocês vai ressoar e se alinhar com as correntes sagradas que existem no seu lugar, dentro da Mente Grupal Coletiva.

Nós os apoiamos durante o seu nascimento.

Padrões da Mente Grupal Coletiva

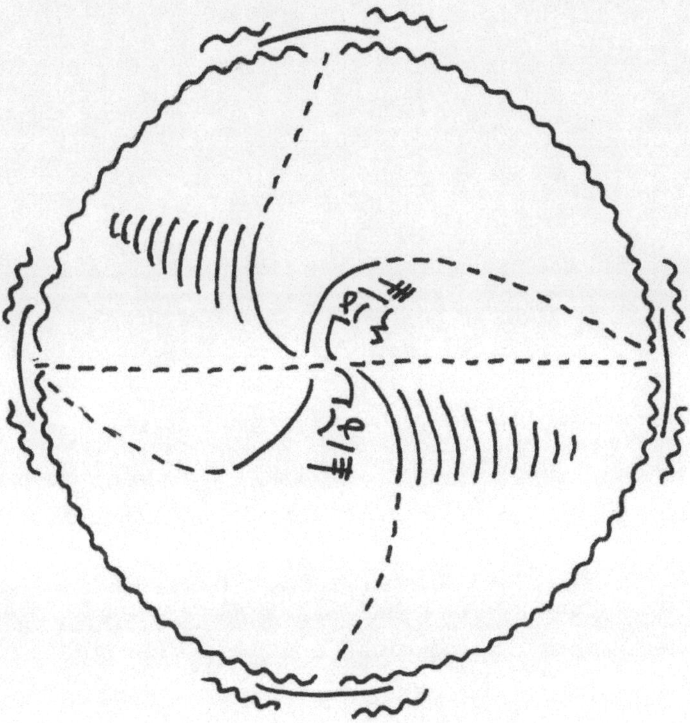

Som: ALESTAH

Capítulo 4
Nós, a Comunidade Galáctica

Quando nos alinharmos com a Verdade através da Mente Grupal Coletiva, vamos sentir no coração a forma mais pura de unidade. Essa conexão pura dentro do nosso coração cumpre a Promessa entre os seres humanos e a Comunidade Galáctica deste Universo. Este é o momento de a Promessa se realizar dentro de nós. Haverá uma abertura na Estrutura Temporal da quinta e da sexta dimensões no nosso planeta Terra. Esse acesso está se estabelecendo rapidamente e vai continuar se desenvolvendo para propiciar a formação de alianças entre a Comunidade Galáctica e aqueles de nós que estão no caminho do despertar.

Essa mudança em curso na dinâmica dimensional do nosso planeta nos ajuda a formar alianças com as Comunidades das quais nos originamos. Nós, como raça humana, estamos sendo solicitados a nos abrir conscientemente para a Verdade que reflete essa unidade. Essa Verdade consiste na conexão espiritual profunda que existe entre a Comunidade Galáctica e a humanidade. Cada um de nós precisa individualmente encontrar e seguir esse caminho que foi recentemente revelado, para voltarmos à união sagrada com nossos vizinhos e familiares da Comunidade Galáctica.

Existe um alicerce sagrado a ser construído e lançado entre nós. Depois essa energia da nossa sinergia coletiva será lançada na Comunidade Galáctica e por todo o Universo. Essa reunião sagrada precisa ser iniciada e desenvolvida por aqueles de nós que já estão conscientes da natureza dos grupos galácticos e dos sagrados laços que nos unem. Nós que estamos prontos para expandir essas conexões com uma definição dimensional diferente estamos recebendo um chamamento agora. É necessária agora nossa disposição para nos abrirmos para as diversas facções da Comunidade Galáctica e permitirmos um nascimento estável, uma reunião de consciências, para avançarmos rumo a um outro nível dentro das nossas Comunidades. Esse é um passo necessário que irá apoiar e acelerar o desenvolvimento da nossa própria Comunidade neste planeta, durante essa próxima fase de transição.

Estão me mostrando com clareza que, dentro de nosso plano terreno, existem reconexões sagradas sendo atualmente estabelecidas entre todas as facetas da Comunidade Galáctica e em certos grupos humanos da Terra. Isso significa que estamos definitivamente prontos para passar para a próxima etapa, como grupo humano coletivamente desperto.

A Comunidade Galáctica existe dentro das mesmas Estruturas Temporais multidimensionais do Universo em que nós vivemos, no planeta Terra. Essas Estruturas Temporais são projetadas para nos ligar nesta encarnação e, num dado momento, promover nossas conexões por meio de uma ligação coletiva sustentada pelo estado da Consciência de Deus. Essa ligação energética, em específico, é projetada para nos unir e nos levar a apoiar uns aos outros no curso das nossas transições individuais e coletivas.

Entenda a Comunidade Galáctica como um coletivo que representa um dos principais papéis na nossa transição. Ela tem mantido e continuamente ajustado configurações energéticas com um papel significativo nos ajustamentos dimensionais do nosso planeta. Essa Comunidade também sustenta energias antigas que podem ser restabelecidas em nosso plano terreno para nos realinhar com as nossas reconexões sagradas.

Num dado momento, teremos um papel importante a representar em prol da Comunidade Galáctica. Essa Estrutura Temporal tem um projeto único que permite à humanidade apoiar a Comunidade Galáctica em sua própria evolução dentro de suas sociedades. Esse apoio deve acontecer quando nós, como seres humanos, começarmos a transformar nosso poder de iluminação pessoal e direcionar nossa consciência para a luz da comunhão sagrada com eles. Através dessa unidade, podemos ter acesso à energia da comunhão coletiva e interagir como membros plenamente participantes desse grupo da Comunidade Galáctica do nosso Universo.

Essa comunhão com a humanidade também é projetada para transformar a Comunidade Galáctica, possibilitando que ela atinja um ritmo mais elevado da consciência vibracional por meio dessa reconexão conosco. Essa fusão sagrada desencadeará um acontecimento predestinado e aguardado na Comunidade Galáctica. Ela vai formar um novo estado de Deus em suas próprias comunidades, graças a esse vínculo restabelecido conosco, do planeta Terra.

Nós, como raça humana, precisamos nos deixar levar pela corrente agora acessível a nós e nos abrir conscientemente para essa união. Esse fluxo é dinâmico por natureza e foi projetado de modo que possamos incorporar totalmente essa união sagrada com a Comunidade Galáctica. Essa corrente nos leva a um ambiente que irradia, revelando a energia de conclusão dessa transição plena que está em curso. A unção que irá ocorrer dentro da fusão sagrada dessa comunhão será ancorada pelo Holograma e mantida pelo Covenante.

Essa conexão nos fará realizar todo o nosso potencial de despertar, cumprindo um aspecto da Profecia, apoiada pelo Covenante. Como raça humana nós nos abriremos para a nossa frequência criativa e ocorrerá o renascimento de uma vivacidade natural e não explorada, que retornará através do nosso estado consciente à medida que evoluirmos nessa união em expansão com a Comunidade Galáctica.

Chegou o momento de revelações sagradas de luz derramarem-se sobre todos nós, unindo-nos à Comunidade e pondo um fim à separação com cada facção que compõe a Comunidade Galáctica e a humanidade. Isso também porá fim às incompreensões do passado, criadas em decorrência de interpretações equivocadas causadas pelas nossas Ilusões tridimensionais e pelas limitações que, até recentemente, vigoravam no nosso planeta.

Barreiras de medo e confusão se acumularam ao longo de uma série de vidas, causando feridas profundas em alguns de nós, na Terra. Temos ouvido histórias sobre abduções. No entanto, muitas dessas abduções relatadas foram pré-acordos feitos entre indivíduos que, por herança natural, tinham um elemento alienígena dentro de si. Essa experiência alienígena representaria um papel fundamental no seu processo de despertar, independentemente das interpretações equivocadas da mente do ego e da tendência para verem essa experiência como se fossem vítimas.

No passado, ocorreram algumas exceções, quando abduções foram feitas pelos *Grays**. Sei que têm ocorrido intervenções formidáveis por parte do Conselho Galáctico, cuja função é supervisionar e monitorar o universo inteiro. E essas abduções pelos *Grays* foram interrompidas.

O Conselho Galáctico supervisiona individualmente a transição individual que ocorre dentro dos nossos sistemas físicos e está atualmente supervisionando muitas das energias que estão surgindo em nosso planeta. O Comando Ashtar é uma divisão do Conselho Galáctico que faz parte dessa Federação. A única missão dos seus membros é nos ajudar no nosso processo de ascensão.

Há um verdadeiro abismo entre a Verdade sobre as nossas conexões sagradas com a nossa família galáctica e os processos de pensamento, os equívocos da mente egoica da humanidade. A Comunidade Galáctica sempre foi encarada como uma espécie de ameaça, porque vive além do plano terreno, numa região desconhecida, e é retratada como algo perigoso e mal compreendido. Tem se perpetuado o terror em torno das energias alienígenas, devido às histórias sobre invasões iminentes ao planeta por forças extraterrestres.

Algumas das raças galácticas têm uma aparência física muito diferente da humana, mais próxima à dos répteis. Essa anormalidade na aparência também alimenta o medo. Sempre que se fala de Alienígenas, o medo é uma forte reação instintiva da mente do ego, e esse medo é perpetuado pela ilusão tridimensional de que os seres humanos são a única raça existente.

Essa percepção da nossa família estendida começa a nos levar ao cumprimento de um aspecto de uma missão coletiva com a

---

* Também chamados "Cinzentos". (N.T.)

Comunidade Galáctica. Nossa compreensão individual da Verdade acessa a frequência de alinhamento com o projeto sagrado de "Volta para Casa". Voltamos para a Casa do nosso próprio ser aceitando o nosso lugar na reconexão com a Comunidade Galáctica. Estamos mudando dimensionalmente para realizarmos o nosso mais elevado potencial.

Apenas a nossa intenção de voltar nossa percepção para a Comunidade Galáctica já é poderosa, e nos abre para a ligação sagrada que sempre existiu em nós. Isso afeta o projeto sagrado originalmente criado e sustentado pelo Covenante com o qual nos alinharmos. Nós somos criadores e, por meio dos nossos padrões de pensamento, podemos criar um elemento de mudança que nos ligue a essa nova dinâmica.

Há muitos grupos diferentes dentro da Comunidade Galáctica. Cada um de nós ressoa mais com alguns grupos do que com outros, devido à nossa herança ou pré-acordos. Essas alianças são imperativas para o quadro maior e nós podemos confiar na profundidade dessas conexões pautadas no coração. Agora vamos perceber uma aceleração nessas relações de comunhão. Através delas, blocos de construção essenciais serão posicionados para a união final das nossas Comunidades coletivas.

No nosso atual processo de renascimento com a Comunidade Galáctica, vamos nos ver sob uma nova luz, com a crescente consciência de quem somos na realidade, e chegar a um entendimento do papel profundo que estamos representando na Comunidade Galáctica. A Verdade é: todos nós somos um aspecto interconectado da Consciência de Deus. Não estamos separados uns dos outros. Temos uma história juntos que é uma parte coletiva pertencente a todos nós.

Haverá um desvendar das revelações sagradas dos papéis individuais que estamos representando coletivamente no próximo passo rumo ao despertar no Universo. Esse processo de reconexão com o nosso lugar dentro da Comunidade Galáctica vai trazer para nós, e para o plano terreno, um novo nível de maturidade no relacionamento com o Universo. À medida que aprendermos a efetuar nossos alinhamentos espirituais e ativar nosso potencial através dessa aliança sagrada com a Comunidade Galáctica, iremos prosperar em novas formas dinâmicas.

Alguns de nós, como parte da nossa missão aqui no plano terreno, vão representar um papel proeminente no ressurgimento da comunhão com a Comunidade Galáctica na atual conjuntura. Estamos sustentando a Plataforma de Impressão energética para toda a humanidade. Na verdade, nenhum de nós que encarnamos no plano terreno é originalmente da Terra.

Existem as Sementes das Estrelas, que representam um papel essencial no nosso planeta Terra. Eles contêm uma essência para que despertemos. Eles se originam de vários mundos dentro da Federação Galáctica. Sua forma regular é humana e eles nasceram como todos os outros; no entanto, a sua linhagem espiritual não é nativa deste planeta. Esse povo carrega e transmite uma forma de amor pura, que mantém como um espelho para nós, de modo que possamos nos abrir para uma consciência de amor que temos potencial para incorporar. Eles também trazem para nós uma profunda consciência da importância do nosso lugar no plano terreno e do nosso lugar no Universo. Eles são canais de informação e trazem clareza para nos apoiar em nossa jornada para casa. Esse despertar que eles nos trazem faz parte do grande plano do Novo Alvorecer, para que a humanidade e o planeta se realinhem totalmente com a Comunidade Galáctica.

Há crianças encarnando, conhecidas como Crianças Índigo e Cristal, que nasceram em corpos mais evoluídos do que a maioria dos seres humanos. Elas estão carregando dentro delas as energias desse processo de despertar. Estão sustentando uma energia refletida e transmitem naturalmente essa frequência de luz expandida que apoia a transição do planeta. Por estarem fortemente alinhadas com suas origens únicas dentro da Comunidade Galáctica, suas energias são uma âncora para a humanidade e para a transformação da Terra.

Essas linhagens também estão presentes nos indivíduos que têm uma missão específica em prol do planeta. Eles vieram para nos dar seu apoio no nosso despertar aqui no plano terreno e nas nossas reconexões com a Comunidade Galáctica. Graças a esses indivíduos somos capazes de alterar a nossa percepção e começar a nos abrir para uma consciência profunda da existência de uma presença extraterrestre. Todos nós viemos a este planeta para ter uma experiência humana integral e, ainda assim, carregamos um aspecto da nossa herança nativa dentro de nós, proveniente das nossas raízes galácticas universais.

A Federação Galáctica é uma ampla federação que testemunhou a civilização de muitos planetas diferentes, sistemas estelares dentro de galáxias e universos. Através da Mente Grupal Coletiva eles são capazes de cooperar para a manutenção da existência harmoniosa de toda a vida. A Federação Galáctica zela pela consciência em cada uma das galáxias habitadas do nosso Universo. Isso faz parte da estrutura de gerenciamento universal dedicado à paz e harmonia universais. Essa Federação Galáctica de Luz compõe-se de muitos grupos de força vital diferentes, oriundos de muitos mundos que se propuseram a ajudar na ascensão da Terra.

Membros de outras civilizações afiliadas à Comunidade Galáctica estão vindo para o nosso planeta com o intuito de cooperar para alterar os estados dimensionais energéticos, à medida que somos estabilizados pelo Holograma que o Covenante sustenta. Todos nós temos o aspecto da Consciência de Deus dentro de nós e estamos ligados através da Mente Grupal Coletiva a toda força vital do Universo. O nascimento de um novo mundo consciente anunciará a nossa Volta para Casa, no planeta Terra. Voltaremos para o nosso Lar Espiritual e nos uniremos ao restante da Comunidade Universal Coletiva graças a esse estado de consciência mais elevado.

Muitos seres humanos do planeta pertencem a diferentes grupos de força vital. Eles têm se alinhado energeticamente e trabalhado incansavelmente em vários projetos para preparar nossa Terra para esse próximo estágio. Através de uma consciência combinada, eles têm se unido a outras equipes que estão apoiando a ancoragem de um novo ciclo no planeta. Coletivamente, estão ativando Portais, ancorando linhas de grade, alinhando-se a uma nova frequência na Estrutura Temporal, tudo em prol do nascimento dessa nova base comunitária energética a ser estabelecida no Núcleo do nosso planeta.

Começamos uma imensa reviravolta na história da Terra. Estes serão tempos de profunda transformação na vida de toda a humanidade. Estamos sendo chamados a ativar e iniciar um processo de renascimento único para receber aquilo que sempre foi sagrado no Universo. E mais importante: essa é uma parte fundamental da nossa herança divina. Essa sacralidade é sustentada na forma de uma Base energética.

Essa Base sustenta uma Matriz que contém Textos Sagrados, divulga informações, propicia entendimento e traz clareza para a

Comunidade da Terra. Através de um processo de absorção natural, somos capazes de desencadear um profundo elemento transformador dentro da consciência da nossa sociedade. Esses Textos Sagrados trazem a frequência para um novo estado consciente dentro de nós, individualmente. A ancoragem dessa Base é imperativa para manifestarmos o *framework* transformado de uma nova sociedade coletiva na Terra, nesta era do Novo Alvorecer.

Por meio de uma reconexão consciente, nós que estamos no caminho do despertar seremos capazes de desenvolver e ativar essa Base na nossa consciência coletiva. Essa é a única opção disponível, pois precisamos gerar nós mesmos essa Base, como uma entidade humana coletiva. Sim, o processo será apoiado pela Comunidade Galáctica; entretanto, nós temos de nos encarregar desse processo de renascimento como seres humanos. Esse é um requisito essencial para a nossa própria evolução na Terra.

Este sempre foi o plano: o desenvolvimento de uma sociedade consciente por meio da utilização de uma Matriz de Luz Mestre dentro da Base. A Matriz contém padrões multidimensionais os quais manifestaremos, quando o Núcleo estiver ancorado e estabelecido na Terra. Esses padrões vão conter nossa frequência comunitária original, um projeto sagrado que cria formas puras de consciência que nos embalam e aconchegam, como grupo coletivo. Isso ativará uma transmissão que irradiará a Verdade da própria existência que teremos. Por meio dessa Verdade, uma Sobreposição surgirá da Consciência de Deus, que fluirá por todo o nosso planeta, criando um novo paradigma dentro das Comunidades recém-formadas.

Essa Sobreposição sagrada formada a partir desses padrões existirá no próprio centro de cada Comunidade coletiva e irá ancorar e operar através do Núcleo central do planeta. Essa Sobreposição afetará enormemente a dinâmica energética representada pela humanidade, revelando um espaço sagrado no plano terreno. Isso acelerará o potencial de todos os que residem na Terra, abrindo e revelando um aspecto sagrado da nossa consciência nessa nova era de luz. Essa é a dinâmica que estava predestinada a acontecer e nos permitirá realizar, através de uma comunhão, nosso potencial expandido dentro de todo o Universo.

Essa fase de transição anunciará o estado de Ser com consciência. Será a manifestação sagrada criada dentro de toda energia de força vital no planeta. A Sobreposição é um processo evolutivo sem fim que abre o potencial ilimitado do elemento de Deus para se manifestar dentro das nossas Comunidades.

Essa forma pura de Deus que nasce da Sobreposição da Base foi concebida exclusivamente para a Comunidade da Terra, possibilitando a todos nós, da sociedade, um *framework* no qual podemos nos desenvolver a partir da nossa própria individualidade e natureza espiritual. Isso permite que cada um de nós se torne "a dádiva" para a nova frequência comunitária, e faça isso por meio do Ser. Graças a essa expressão plena da nossa consciência, seremos capazes de nos apoiar mutuamente na nossa volta para a plena aliança com a energia universal. Voltamos como uma Comunidade para a Unidade. Nossos padrões surgirão naturalmente através do fluxo universal, levando-nos à completude. Cada um de nós escolhe o momento de voltar para esse alinhamento.

Muitos da Comunidade Galáctica estão esperando por aqueles de nós que estão prontos para começar a próxima parte do projeto.

Uma Mensagem da Comunidade Galáctica

Amados, nós os saudamos.

Nós somos a Unidade; vocês são a Unidade. Damos suporte ao desdobrar desses novos entendimentos sobre o seu tempo. Sustentamos os estudos da luz dentro dos nossos corações em benefício de vocês. Podemos dar todo o apoio de que vocês precisam para o surgimento da sua própria luz comunitária. Nós trazemos para vocês o conhecimento da Comunidade graças à nossa própria experiência direta com a Unidade. Trazemos o conhecimento superior ancorado pelas nossas próprias Comunidades para o seu processo pessoal de desdobramento dentro da sua própria Comunidade. Essa nossa participação é energética, e permitirá que vocês comecem a tecer uma estrutura cíclica de luz para a sua consciência única na forma de base comunitária. Vocês não precisam começar do zero, mas sim da nossa Base, que foi formada por meio dos textos antigos e há eras opera em nossas próprias Comunidades.

A nossa Base foi criada através da energia de Deus no mesmo momento em que vocês foram concebidos na Mente Grupal Coletiva. Esse ciclo sagrado que surge da Base incorpora a frequência Divina do amor. Esse ciclo fluido contido dentro da Base foi originalmente um projeto para a nossa Comunidade e abre um *framework* para que todos da nossa sociedade se destaquem em sua própria singularidade.

Este é o momento de vocês avançarem, encontrarem um novo regime, uma nova frequência para ancorar dentro da sua própria sociedade. Nós mantemos a frequência de todo o *framework* da sua Base estável para vocês. O momento é perfeito para começarem esse projeto de ancorar a Base do ciclo sagrado entre os diversos grupos que já se formaram entre vocês, no plano terreno.

Muitos de vocês apoiam esse processo interiormente, e agora estão prontos para ancorar essa Base. Isso é algo que já estava predestinado para ser parte da sua missão. Esse acontecimento sagrado que está contido na energia da sua missão contribui para que vocês possam dar à luz a Base do ciclo na Terra através de grupos individuais. Quando vocês começarem a utilizar a energia dessa Base, um aspecto desse caminho de autorrealização se completará. Cada um de vocês, estejam ou não apoiando esse processo, conseguirá exercer um impacto forte sobre o desenvolvimento da Base do ciclo para o seu planeta. Todo ser humano tem dentro de si o potencial para representar um papel diferenciado no desenvolvimento da Base para o planeta.

Tudo que vocês precisam no momento é disposição para acessar e receber os ensinamentos sagrados que acompanham essa Verdade, que está contribuindo para o propósito dessas ativações sagradas. Honrem o seu lugar aqui no plano terreno. Honrem uns aos outros e os papéis individuais que representam, pois ninguém é mais do que ninguém. Agora é hora de ancorar essa forma sagrada, da Base do ciclo dentro do Núcleo da Terra.

À medida que vocês começarem a ativar a Base, ocorrerá uma abertura de múltiplas camadas, franqueando o acesso a impressões antigas. Essa será uma frequência intrincada que será disposta em camadas dimensionais pelo espaço ilimitado do Núcleo da Terra. Como grupo, vocês testemunharão coletivamente o surgimento dessa frequência profunda à medida que a Base completa for ancorada dentro do Núcleo. Com a completude da ancoragem da sua Base, vocês sentirão, dentro do seu próprio Espaço do Coração, um entrelaçamento e conexão se desdobrando. Cada um de vocês sustentará um componente da sagrada comunhão da Comunidade interior.

Para começar a trabalhar com a energia da Base, vocês serão conduzidos à fluidez ilimitada do Núcleo, numa comunhão conjunta de consciências, graças a uma sinergia combinada. Sua própria percepção poderá se expandir naturalmente através da forma pura propiciada pela comunhão com o seu grupo coletivo. Isso se apresentará ao Núcleo como uma conexão energética atemporal, envolvendo toda a consciência de grupo e promovendo o nascimento do potencial dinâmico do grupo.

Depois que a energia da Base estiver ancorada no Núcleo da Terra, o próximo passo será o início do projeto sagrado da Terra, que sustentará a substância sagrada da qual surgirá a Comunidade. Quando esse ciclo sagrado se completar, disso virá o Holograma puro formado pela Base. Esse Holograma conterá o projeto sagrado da Comunidade e esses padrões sustentarão o espelho do aspecto completo da sua luz comunitária individual.

Nós trazemos a sabedoria da nossa experiência e a compartilhamos com vocês. Esse é o nosso papel sagrado que nos foi designado. Uma confiança sagrada em nós depositada por Deus. Essa é uma missão que toca o aspecto mais profundo da nossa natureza sagrada. Nós somos a Unidade; vocês são a Unidade.

Não existe nenhuma diferença entre vocês e nós, quando estamos todos ancorados nos Reinos Superiores. Nossa união se dá através da Mente Grupal Coletiva. Reunimo-nos a vocês como Unidade. Devemos trabalhar juntos como uma única consciência; esse é o grande plano. Como Unidade estamos em perfeito alinhamento. Convocamos vocês agora para se abrirem a esse entendimento, para o momento da Verdade, e por meio desta Verdade nós nos reconectamos com vocês.

Saibam que só podemos oferecer esse apoio se formos convocados por vocês. Não podemos invadir o seu espaço com informações, ou lhes trazer os detalhes da mudança sem a sua permissão, sem o seu apelo sincero. Lembrem-se, Nós, nossos corações, seus corações estão interligados através da Mente Grupal Coletiva, e na realidade nada jamais mudará essa Verdade.

Há muito a se fazer na Terra para providenciar essa integração sagrada. É necessário um processo de alinhamento de uma série de formas energéticas no seu planeta, o qual será empreendido nesse próximo passo. Trata-se de uma série de deslocamentos dimensionais que ocorrerão ao longo de linhas de grade por todo o plano terreno. Devemos representar outro papel que é a supervisão desses alinhamentos, trabalhando lado a lado com vocês. Com muitos dos nossos grupos trabalhando junto com vocês, a hora dessa renovação está próxima.

Essa preparação promoverá o aprofundamento da nossa energia de comunhão. Isso irá reabrir entre nós a sagrada resolução da Verdade, revelando um aspecto mais completo do plano. Nós temos dentro de nós os perfis sinergéticos completos destes tempos que temos pela frente.

Vocês têm dentro de si as Linhas de Tempo sagradas que podem desenhar. À medida que criarem suas Comunidades de Base em seu planeta, vocês se reconectarão naturalmente com essas Linhas de Tempo, que mantêm uma vibração constante em torno de toda a fase de transição, assegurando seu resultado.

Agora é a hora de o Jogo de Maestria começar, por meio da ressurreição da nossa sagrada aliança.

Bênçãos,

Comunidade Galáctica, através dos Pleiadianos

Graças ao nosso estado de despertar coletivo como seres humanos, podemos transcender os véus rumo a esse estado de comunhão dimensional expandido. Como grupo coletivo, nós, seres humanos, podemos começar a cultivar coletivamente um estado poderoso de uma só consciência. Vamos, portanto, alinhar os entendimentos sagrados das nossas capacidades ilimitadas dentro desse poder coletivo. Através do nosso processo de despertar, vamos introduzir um novo estado de Ser, equilibrando nos Reinos Superiores as facções individuais da Comunidade Galáctica dentro de suas próprias configurações, e interagindo com elas.

Na história do planeta Terra, raramente se registrou que qualquer um de nós, como seres humanos, conseguiu atingir ou afetar a Comunidade Galáctica de alguma maneira positiva, solidária. Agora vamos reivindicar o nosso lugar de direito dentro do Universo, dentro das Comunidades Galácticas, à medida que cumprirmos o nosso papel no despertar. Há muitos detalhes que se revelarão posteriormente; no entanto, agora a mensagem é a mensagem. Tudo que precisamos entender é a existência da nossa conexão sagrada com os reinos da Comunidade Galáctica, e através dessa revelação existe o vasto potencial do que está por vir graças ao nosso relacionamento com eles.

O reconhecimento dessa Verdade cria uma conexão com a Matriz energética sustentada pelo Covenante, que está em curso. Haverá uma fusão sagrada com a Comunidade Galáctica, à medida que cumprimos o nosso próprio papel no despertar por meio da criação da nossa Base e do projeto da frequência comunitária.

À medida que essa conexão sagrada com a Comunidade Galáctica se estabelece, ocorre uma mudança metamórfica que irá se expandir por meio das células do nosso coração. O transformador dentro das nossas células possibilitará uma nova configuração que expandirá a conexão telepática entre as células do nosso coração e um receptor no nosso cérebro. Esse processo revolucionário permitirá que um elevado nível de comunhão seja possível, o qual abrirá linhas de comunicação muito mais amplas com a Comunidade Galáctica, respaldando a nossa união.

Nós seremos vizinhos interligados por meio de uma consciência sagrada de comunhão. Este é o momento para que a lacuna entre a Comunidade Galáctica e a nossa comece a se transformar, restabelecendo aquilo de que somos uma parte, a conexão sagrada.

Essa resolução sagrada está próxima, e ela é possível graças à energia do Novo Alvorecer, capaz de afetar todos nós dentro desta Galáxia e de todo o Universo. Todas as forças vitais estão sendo compelidas a avançar agora, especialmente aqueles de nós que estão predestinados a serem líderes nesse processo. Nós, "indicadores do caminho" na Terra, vamos abrir o caminho para os demais.

Quando, individualmente, permitirmos nossas transformações e realinhamentos interiores conscientes com a Mente Grupal, a iluminação se manifestará. Como raça humana, causaremos, através do nosso elemento de criação, uma série de alterações dimensionais, como ondas atravessando a Galáxia, e essas alterações vão reformular todos os padrões sagrados dentro do Universo. Esse desdobramento criará um potencial novo e completo para todas as energias vitais dentro das energias coletivas.

Em torno do plano terreno, foi erguido um escudo leve e fluido, comparado a um útero, enquanto empreendemos esse despertar, muito profundo e dinâmico. Esse escudo é necessário, enquanto efetuamos essa transição e estabilizamos nossa nova base comunitária. Nós somos apoiados à medida que formamos essa forte e sagrada coalizão com o restante da Comunidade Galáctica do Universo.

Muitos de nós estão estabelecendo uma forte conexão com diferentes facções da Comunidade Galáctica. Somos os "indicadores do caminho" neste projeto e por isso a porta se abre primeiro àqueles de nós que já estão em contato direto com a Comunidade Galáctica. Através dessa porta há um chamado para nos apresentarmos, para começarmos um novo alinhamento consciente por meio de uma conexão consciente e expandida com outros que trilham o mesmo caminho, formando uma Comunidade consolidada.

Há uma grande necessidade da abertura dessa Comunidade entre nós, e isso é obtido inicialmente por meio do desenvolvimento de uma forte comunhão telepática entre o nosso grupo individual, e, em seguida, com outros grupos formados.

Precisamos trabalhar com base no formato a nós concedido pela Comunidade Galáctica, utilizando a Base e ancorando-a no Núcleo da Terra, então manifestando os padrões do nosso projeto único por meio da Base, que dará início ao novo Projeto Comunitário de grupos individuais.

Cada um de nós está sendo convocado agora. Este é um pré-acordo feito por muitos de nós e que também estava predestinado. Eu, pessoalmente, mantenho um espaço e Plataforma para esse aspecto da missão a ser realizada.

1. Nascimento da Energia Nuclear de Base da Terra - Som: CRESTAH EE...
2. Nascimento do Projeto de Padrões Comunitários - Som: KAYSTAH

Observação: Acessem dois arquivos de áudio em: www.christinedayonline.com/pleiadianpromise-portuguese

Vocês vão trabalhar com o projeto do Círculo dos Padrões da Matriz (consultem o diagrama na página 116) em ambos os arquivos.

1º ESTÁGIO: O arquivo de áudio alinhará vocês e seu grupo com a Base Galáctica, e em seguida vai conduzi-los por um processo gradativo para ancorar a Base Galáctica no Núcleo da Terra. Essa ancoragem da Base dentro do Núcleo da Terra será feito camada por camada, em fases dimensionais. Simplesmente soltem e sigam as transmissões contidas no arquivo de áudio. Lembrem-se, quando iniciarem o trabalho com a Base, que vocês irão passar por poderosas iniciações dentro das células do seu coração. Quando levarem a sua percepção a esse projeto, lhes será concedido o acesso à energia da Base. Vocês utilizarão um som sagrado para se alinhar mais profundamente com a energia da Base e começar a ancorá-la no Núcleo da Terra.

2º ESTÁGIO: Vocês começarão a ativar os padrões da nossa nova Comunidade no plano terreno por meio da Matriz sustentada dentro da Base. Lembrem-se, essa Matriz gera os padrões sagrados para a Comunidade no planeta Terra. Esses padrões contêm a frequência para transformar a Comunidade do planeta.

Observação: Vocês usarão o primeiro som sagrado. Quando focarem sua percepção no projeto sagrado e produzirem o som sagrado que lhes foi concedido, vocês acessarão a Matriz dentro da Base para ancorá-la ao Núcleo da Terra.

Vocês usarão o segundo som sagrado para dar início aos padrões comunitários individuais para a Terra. Saibam que, enquanto trabalham no desenvolvimento dos padrões, vocês mesmos estarão passando por um processo metamórfico. É essencial trabalhar com outras pessoas (pelo menos três), pois esse é um processo que deve ser ativado em grupo.

Os Padrões da Matriz

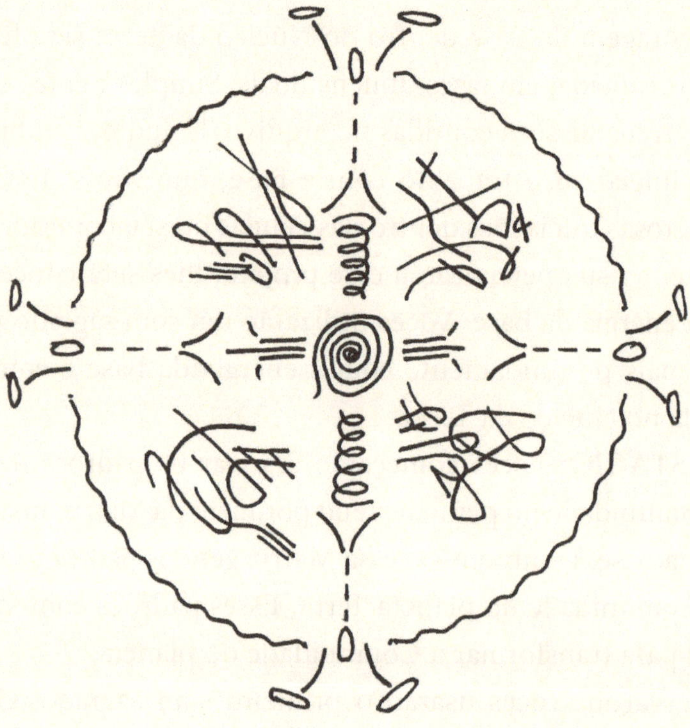

Som: CRESTAH EE...
Som: KAYSTAH

Capítulo 5
Exploração de um Novo Terreno

Nestes tempos sagrados de transição, conduzimo-nos a um estado transformado de percepção interior percorrendo nosso próprio caminho único de desenvolvimento pessoal. Passamos por muitas etapas desafiadoras para vencer a ilusão e nos alinhar ao Self. Respondemos ao chamado com uma forte determinação, seguindo a assinatura do destino dentro do nosso coração. Esse chamado revelou um forte desejo interior de descobrir nossa própria sacralidade, que reside nos Reinos Superiores. Esse caminho que abrimos para nós mesmos exigiu grande coragem e a superação das Ilusões de limitação e do apego da mente egoica para ocuparmos nosso lugar de direito.

Existe um grupo destinado a se formar agora, do qual cada um de nós faz parte. E cada um de nós acrescenta um elemento único, exclusivamente nosso, ao todo. Nós estamos todos alinhados energeticamente para compor um grupo coletivo de "indicadores do caminho". Nosso papel é apoiar a humanidade ao longo das diferentes fases de transição da Terra. Há um testemunho e reconhecimento da nossa força e dedicação, enquanto trilhamos o caminho que nos leva ao nosso destino.

Nós, como raça humana, viemos ao planeta Terra para, a princípio, viver a experiência humana e depois despertar, aceitando integralmente a nossa sacralidade nesta vida. Muitos cenários, dentro de nossas experiências de vida, prepararam-nos para viver a mudança e o desdobramento do Self. Temos sido os criadores de todas essas experiências coletivas que nos trouxeram até a atual conjuntura.

Começamos nossa jornada ancorados e profundamente imersos num estado de separação da energia do nosso Eu Superior, na ilusão tridimensional. Por causa dessa separação, fomos engolfados na experiência completa da ilusão, fazendo às vezes o papel de vítimas nas escolhas que fizemos. Nós nos abrimos para uma série de experiências diretas de que precisávamos para vencer uma série de processos específicos de aprendizagem.

Vivendo, aprendemos sobre as nossas próprias vulnerabilidades e idiossincrasias como seres humanos e adquirimos experiência por meio dos processos criados pelos julgamentos da nossa própria mente egoica. A mente do ego participa plenamente da ilusão. Ao interagir com o ego, enfrentamos estados de sofrimento e separação que nós mesmos criamos para adquirir experiência. Essas experiências ilusórias têm sido a orquestração perfeita de eventos criados por nós, em nosso próprio benefício. Esses eventos nos permitiram passar por um profundo processo interior, movido por essas experiências tridimensionais de limitação e separação em nossas vidas.

Cada um de nós é como um ator num palco. Cada um de nós é protagonista da nossa própria peça teatral, e escolhemos os atores que nos acompanham nessa encenação. Cada pessoa que escolhemos carrega um espelho do que já temos dentro de nós mesmos. Elas representam seu papel perfeitamente, atuando, refletindo as limitações ou sentimentos que temos dentro de nós. Nessa etapa, tivemos que passar por uma série de cenas diferentes, contracenando com cada uma dessas pessoas. Esse é um aspecto da nossa criação, da nossa história. Recebemos dons, ensinamentos obtidos dentro da nossa própria peça, decorrentes das nossas experiências individuais. Não houve escolhas erradas, não houve decisões erradas. Apenas uma série de experiências para que pudéssemos aprender. Nós escolhemos todas as facetas desse teatro. Escolhemos viver todos os dramas da nossa plena criação.

Olhem para a grande criação que estão vivendo em suas vidas agora. Tudo em nossas vidas surge de dentro de nós. A vida espelha o que já existe em nós e ainda não foi expresso. Somos verdadeiramente os criadores no centro do nosso Universo.

Um elemento-chave dessa jornada de separação é o sofrimento. O sofrimento surge devido à crença arraigada, às vezes oculta, de que não merecemos amor. Não merecemos ter abundância. O sofrimento surge de uma interpretação errônea e da percepção equivocada da nossa mente egoica com relação a nós mesmos e a quem somos na vida. A mente do ego só recorre a experiências passadas, aceitando os julgamentos dos nossos pais e da sociedade, e aceitando sistemas de crença limitados. Muitas vezes passamos a aceitar o julgamento dos outros, condenando-nos, criando uma guerra iniciada por nós mesmos, criando uma profunda separação interior.

O sofrimento não é uma necessidade para se viver. O sofrimento é em grande parte uma ilusão ligada ao passado e àqueles antigos sistemas de crenças da mente egoica. Podemos na verdade optar por deixar de sofrer a qualquer momento. Muitos de nós foram programados para pensar que, por algum motivo, merecemos o sofrimento, que o sofrimento é uma necessidade da vida.

A mente do ego precisa constantemente entender o que está acontecendo, avaliando a nós mesmos e tudo ao nosso redor. A mente do ego é viciada em tentar entender, para ficar no controle. Ela precisa entender para, na verdade, nos impedir de soltar e viver as nossas experiências plenamente. Se começarmos a abrir mão da necessidade de entender e de estar sempre certos, começaremos a soltar o sofrimento e a nos sentir mais livres. A necessidade de entender é totalmente superestimada e desnecessária. A mente do ego é o único aspecto nosso que precisa entender. O ato de soltar é um ingrediente essencial da autolibertação e nos leva de volta ao estado de amar a nós mesmos. Precisamos nos dar permissão para soltar agora!

Um aspecto da nossa jornada na Terra consistia em passarmos por essa experiência dentro da ilusão, completamente desconectados da nossa natureza sagrada. Então, em algum momento, os véus se ergueriam, como as cortinas de um teatro, e começaríamos a despertar, à medida que transcendíamos a ilusão. Conseguiríamos ter um vislumbre da nossa sacralidade e embarcaríamos numa reconexão consciente com esse novo caminho de despertar. Ao mesmo tempo, começaríamos a construir uma ponte entre o nosso aspecto humano e o espiritual, estabelecendo uma nova dinâmica com a nossa humanidade.

O plano terreno já começou a mudar com relação ao seu propósito original, de ancorar a ilusão tridimensional. O forte alicerce da separação está desmoronando com essas mudanças. Estamos agora completando a primeira fase da nossa jornada de limitação. Devido a esse novo papel que a Terra está representando, tem surgido uma série de passagens multidimensionais recém-ancoradas que criaram uma abertura profunda para aqueles de nós que estão prontos para essa próxima fase de transição. Estamos iniciando essa próxima etapa do processo de despertar da nossa própria consciência, voltando a aceitar a nossa natureza sagrada. Nós que somos os "indicadores do caminho" devemos representar um papel essencial no planeta Terra e no Universo. Nessa fase de transição da Terra, voltamos a cultivar a nossa natureza espiritual, começando a perceber, sentir e vivenciar diretamente um processo de mudança dentro da nossa jornada, à medida que nossas limitações se dissipam.

Nossa razão para vir a este planeta está mudando rapidamente. Estamos nos fundindo, por meio dessa interconexão, com a nossa própria natureza espiritual. Seremos transformados através desses novos cenários multidimensionais de luz que estão se revelando e dando-nos acesso às conexões de Reino Superior do Self. Graças a esse processo metamórfico na Terra, muitos de nós estão começando a se lembrar e a se conectar plenamente com quem somos, compreendendo os papéis mais completos que estamos destinados a representar e participando por meio dessa nossa consciência recém-descoberta. Estamos sendo convidados a promover relacionamentos nesse novo cenário energético que contém essa Consciência de Reino Superior.

Temos muitos grupos de força vital dentro da Comunidade Galáctica e todos os Universos estão nos apoiando nesta próxima fase de transição do nosso despertar. Na atual conjuntura, é essencial que possamos desenvolver e expandir conscientemente essas alianças. Essa próxima fase será um processo rápido que irá impulsionar cada um de nós que está pronto para um reino dimensional completamente diferente.

Continuará a haver discrepâncias devido às realidades multidimensionais que ainda existirão na Terra. Essas realidades entre comunidades continuarão por algum tempo. Muitas realidades multidimensionais são vividas na Terra simultaneamente; sempre foi assim. Durante essa fase de transição, haverá disparidades dimensionais ainda maiores em algumas experiências individuais no planeta.

Existe uma variação nas experiências de configuração dimensional entre aqueles que estão despertando rapidamente e aqueles que ainda estão presos à ilusão da separação. Existem aqueles que estão em realidades violentas e imersos em profundas lutas de poder. Saibam o quanto é essencial permitir que os outros tenham as experiências de que necessitam para sua plena expressão. Nós precisamos respeitar o fato de estarem na situação em que estão, vivendo suas próprias criações. Esses indivíduos não precisam ser salvos. Eles estão passando pelas suas próprias experiências. Esse processo se aplica a todos nós. Qualquer que seja a situação em que cada um de nós esteja na vida agora, devemos abraçar nossa experiência e honrar nossa própria criação.

Aqueles de nós que são os "indicadores do caminho" viverão uma certa realidade, enquanto outros no planeta ainda estarão imersos na ilusão e vivendo outra realidade. Reiterando, é essencial que não tentemos corrigir essas discrepâncias entre os indivíduos, mas continuemos a permitir que cada um viva a sua própria realidade até sua conclusão. Nosso papel é manter a energia em torno do resultado como um todo, para a Terra; e esse papel também terá fim, isso é certo. Essa discrepância não vai durar para sempre, é apenas um estado temporário, um processo necessário para a conclusão bem-sucedida da transição da Terra.

Durante esse processo em curso, os "indicadores do caminho" estabilizam a frequência energética no planeta. Portanto, esse próximo passo da transição depende de nós, como o primeiro grupo a liderar o caminho, estabelecendo o ambiente energético para toda a Comunidade do planeta. Cada um de nós está percorrendo seu caminho para se preparar para esse evento. Um útero de energia será providenciado com prontidão para o renascimento das massas nesse novo projeto comunitário. Cada indivíduo será recebido através de um aspecto da sua consciência de luz que estará contido nesse útero, como parte do seu destino. Todos despertarão e recordarão sua sacralidade num dado momento. É dessa maneira que o processo da nossa nova Comunidade se concluirá.

Nós, como seres humanos, passamos muitas vidas jogando neste campo de ilusão tridimensional, em nosso planeta. Todos nós que estamos aqui neste momento concordamos em estar aqui agora. Considera-se um grande privilégio estar neste planeta durante este processo de transição, neste momento sagrado na Terra, para cumprir nossos papéis individuais e coletivos nesse processo em curso.

Este é um tempo raro e sagrado na história do plano terreno. Nunca antes houve potencial para esse nível de despertar que está prestes a acontecer. Todos nós fomos escolhidos a dedo para nos reunir neste extraordinário cenário e participar juntos do nascimento de uma gloriosa Comunidade, que impactará toda a consciência no nosso Universo e nos Universos Coletivos.

Nós, individualmente, conseguimos ser catalisadores da transformação da Terra. Conseguimos ser como um sol glorioso, com raios de luz tocando toda a força vital deste planeta e se espalhando universo afora. Tornamo-nos a luz, a consciência do Novo Alvorecer que foi prometida. Tornamo-nos essa luz e chegamos em nosso Lar espiritual. Vamos sustentar a frequência desta luz viva dentro de nós.

Nós, como grupo, agora estamos prontos para que essa fase de transição comece dentro de nós. Estamos começando um profundo processo de iniciação, que é conhecido como Pulso de Frequência do Despertar, e esse Pulso nos levará a um alinhamento com um estado sagrado, que por sua vez nos permitirá desempenhar plenamente nossos próximos papéis.

Esse Pulso é uma frequência dimensional de amor puro desconhecido, irreconhecível para nós, da perspectiva da mente do ego. A mente egoica não é capaz de compreender, interpretar ou entender seu propósito. E mais importante: a mente egoica não é capaz de interferir nesse desdobramento. Esse processo é natural da nossa natureza espiritual. É uma orquestração perfeitamente projetada para cumprirmos a Promessa.

O momento dessa fase de transição está se aproximando, um momento perfeitamente alinhado no tempo, de acordo com as Profecias já escritas. Existe um alinhamento sagrado, uma assinatura energética nos sistemas estelares que anuncia esse acontecimento. Essa assinatura está aqui para apoiar a energia expansiva que será gerada pelo que é chamado de Pulso de Frequência do Despertar. Esse sistema estelar carrega o projeto energético que promove o ancoramento e impele a luz brilhante de uma nova consciência que será gerada através da ativação do Pulso dessa Frequência. Esse Pulso de Frequência do Despertar faz parte da energia da Promessa que as Plêiades estão revelando para todos nós que estamos prontos.

Frases que estão contidas dentro desse Pulso de Frequência promovem um despertar sagrado em nós. Elas contêm todas as configurações tridimensionais da Verdade. As palavras criam coletivamente o Pulso de Frequência do Despertar e contêm as frequências completas para essa nova fase do nosso desdobramento — do nosso nascimento. Elas carregam a forma em potencial do elemento expandido da nossa energia sagrada, que existe nesse novo caminho que estamos destinados a trilhar. Esse caminho vai nos levar a ver as coisas com a clareza necessária para nos transformarmos com consciência. Quando recebermos novas revelações, novos entendimentos do Self, vamos nos reconectar sem esforço com um aspecto da nossa autenticidade. Nossa percepção será levada a se alinhar totalmente com tudo o que é Verdade dentro de nós. Não há nenhum ponto intermediário nesse processo. Vamos simplesmente nos realinhar com o aspecto sagrado, autêntico do Self.

Essa tecedura sagrada do nosso Self está predestinada dentro de nós. Essa sacralidade será entretecida em toda a humanidade e mais além, fluindo naturalmente para os reinos universais. Essa nossa tecedura única desempenha um papel essencial na nova consciência comunitária da Terra. Para todos nós que estamos despertos, é hora de começarmos a permitir que essa onda sagrada flua livremente em nós mesmos. Não temos nada a esconder, nada a temer, com relação ao processo de retornar ao nosso estado fluido completo. Precisamos soltar e permitir que esse novo fluxo irrestrito seja um aspecto inato do nosso corpo físico humano.

O nível vibracional do corpo físico vai se transformar; as células do corpo se tornarão fluidas, à medida que fizermos essa luz brilhante nascer dentro de nós. Ao sorver a energia da Promessa através das palavras da Fase da Frequência de Despertar nós nos tornaremos todo esse brilho multidimensional, uma forma indescritível sustentada pela autenticidade poderosa do Self.

Haverá um movimento contínuo de fluidez carregando esse brilho que está sendo absorvido pelo veículo físico à medida que nossas células se transformam. Depois que soltarmos e permitirmos esse profundo desdobramento dentro de nós, haverá um período de ajustamento. Essa jornada de trabalho dentro das Frases da Frequência de Despertar é projetada para que avancemos um passo de cada vez, de modo que seja um desdobramento gradual e dinâmico nesse brilho do Self. Iremos embarcar numa nova curva de aprendizagem ao navegar de forma diferente neste mundo, enquanto nos aclimatamos a um novo estado fluido de ser, como parte da nossa constituição natural.

Lembrem-se, todo este processo consiste no nosso aspecto espiritual nascendo em nós — um acontecimento sagrado predestinado e pré-acordado por nós, para ocorrer na Terra. Muitos de nós optaram por dar esse passo agora, e essa vai ser uma experiência única e coletiva para todos.

Esse processo é essencial para o seu desdobramento. Vocês vão se abrir para a experiência desse texto sagrado e começar a receber as vibrações vivas que existem dentro da frequência criada, formada por palavras.

Não parem de ler o texto completo do Pulso de Frequência do Despertar até que tenham chegado ao final da página. Vocês devem sempre ler a forma completa, todas as palavras.

Permitam que a tecedura formada pela energia dessas palavras percorra vocês. Toda vez que absorverem essas frequências, lendo as frases completas da página, vocês voltarão a se realinhar com aquilo que é sagrado dentro de vocês no nível multidimensional. Essas frequências contidas nas palavras vêm da configuração da consciência de Reino Superior e estão dentro de um espaço atemporal sagrado.

Chegou a hora de essas frases completas se tornarem manifestas dentro de vocês. Vocês não precisam compreender o que elas significam; simplesmente leiam e soltem, isso basta. Toda vez que se abrem para um novo nível dessas frequências contidas nas frases, vocês se abrem também para a expressão energética dos elementos de completude do Self. Isso ativará um profundo processo de nascimento interior. Por meio da sua transformação, vocês se tornam catalisadores e são capazes de sustentar a forma luminosa e gloriosa da energia do Novo Alvorecer dentro de vocês. (Vejam diagrama da página 134.)

"Vocês são aqueles pelos quais têm esperado."

Agora é hora de passarem para o final deste capítulo e trabalhar com o processo do Pulso de Frequência do Despertar. Façam isso agora, antes de continuar esta leitura. Leiam as palavras normalmente, deixando que o processo de nascimento se complete dentro de vocês. Camadas dimensionais se formarão; enquanto isso, simplesmente soltem e não fiquem avaliando sua experiência.

Todos nós viemos para esta encarnação com o intuito de cumprir nosso papel no despertar. Por meio da transformação coletiva, começaremos a desenvolver nossa nova Comunidade da Terra. Temos muitos Mestres trabalhando diretamente conosco durante esta fase de transição. Temos a pura energia de Cristo trazendo as Impressões sagradas da nossa ressurreição multidimensional, à medida que passamos pelas diferentes camadas do nosso despertar. Vamos trabalhar com Pleiadianos, a energia Crística e a Mãe Maria, que vão se dedicar à tarefa de apoiar toda força vital do planeta Terra durante essa transição dinâmica, à medida que nos iniciamos por meio da Frequência de Despertar.

A energia Crística assumirá um novo perfil energético com aqueles de nós que estão se abrindo para receber o propósito sagrado Crístico na forma da luz que ele irradia. Essa luz específica vem de um antigo reino sagrado, desenvolvido pelo ministério de Cristo desde o Espaço Atemporal. Essa luz tem a característica de uma tocha flamejante, promove uma aceleração e pode ser comparada ao fogo. Essa pureza contida dentro da chama sustenta a consciência que carrega uma assinatura energética da nossa "força vital de completude", de toda a humanidade e de todo o projeto da frequência comunitária. Essa assinatura da força vital completa que somos é a luz combinada de comunhão de todas as nossas almas.

Mãe Maria representa um profundo papel para todos nós, pois irradia a frequência pura da Mãe. Em seu estado natural de ser, ela expande o coração, infundindo-o com a vibração sagrada da luz. Por meio dessa transmissão, ela apresenta as frequências puras de que precisamos para ter êxito na nossa nova Comunidade na Terra. A infusão da sua vibração sagrada provocará uma metamorfose profunda no receptáculo do coração, possibilitando um *framework* expandido e completo. Esse nascimento do coração sagrado desencadeia uma transmutação no próprio centro do coração, permitindo que novos níveis de compaixão e amor permeiem a raça humana. O coração sagrado completará essa transição dentro do projeto da nova Comunidade.

Essa transmutação do nosso coração é uma parte do nosso destino natural para abarcar um novo estado de receptividade em nossas vidas. Esse processo dentro do coração é uma oportunidade de começarmos uma nova relação com o Self, na qual seremos capazes de recebê-lo em outro nível dimensional de amor, sentindo-nos completos em nós mesmos para sustentar o amor e a compaixão dentro de nós.

Essa nova vibração de amor vai transformar a energia na Terra, através desse elemento do amor-próprio. O amor é o elemento transformador da humanidade.

Mãe Maria sustenta os reflexos plenos da energia do sagrado coração em alinhamento com Cristo, entre os quais os aspectos da energia da Promessa, alinhada pela consciência pleiadiana. À medida que trabalham dentro das Frequências de Despertar, vocês começam a entrar num novo nível de relacionamento com as energias desses Mestres.

Uma profunda iniciação está sendo oferecida a vocês com o Cálice Sagrado, sustentado pela Mãe Maria. Esse Cálice torna-se acessível a todos os grupos de força vital dentro do Universo, no momento em que estão prontos. Essa é a primeira vez que ele é oferecido à humanidade.

O sagrado está se revelando a todos nós, do planeta Terra. A unção sagrada que o Cálice oferece propicia empoderamento. Essa é a nossa hora de avançar, de nos manter num estado de completa receptividade, à medida que nos abrimos para tudo que nos espera na iniciação do Cálice. Essa receptividade está integrada à nossa própria natureza sagrada, e permite que o sagrado dentro de nós comece a fluir e florescer. O Self é capaz de se expressar plenamente através de um nível multidimensional dentro do coração. Nós então nos tornamos nosso sagrado coração.

Graças à iniciação do Cálice vocês descobrirão uma forma de fluidez que os ajudará a se desvencilhar do velho e avançar em direção à novidade do Self. Esse processo será simples, um nascimento que não exigirá nenhum esforço.

Mãe Maria sustenta as energias sagradas do Cálice para nós até que estejamos prontos para reivindicar o nosso próprio despertar, num estado pleno, completo e glorioso. O Cálice detém o potencial pleno do nosso projeto comunitário, e contém tudo que diz respeito ao novo e nada que diz respeito ao velho. Ele opera em alinhamento com a luz de Cristo, a Chama Pura da iniciação, transportando o brilho deste momento do Novo Alvorecer para dentro de vocês. E mantém um *framework* estável para esse projeto puro da nossa Comunidade, permitindo-nos voltar para nós mesmos, alinhando toda a humanidade.

O Cálice produz o amor que será absorvido pela nossa estrutura física, dentro das nossas células. À medida que passamos pelas diferentes etapas da transformação em Self, somos acolhidos por essa energia pura de iniciação sustentada pela Mãe Maria. Esse Cálice detém as Matrizes multidimensionais que cada um de nós requer para operar na abertura de Estruturas de Tempo específicas. Cada Estrutura de Tempo existe numa diferente etapa do nosso caminho, dentro das fases do projeto da Nova Comunidade. Nós todos temos projetos de Matriz únicos, que espelham os caminhos do nosso destino ao longo desta era do Novo Alvorecer. Lembrem-se, vocês não podem existir no plano terreno sem uma Matriz ativa.

Quando as energias da Matriz individual do Cálice são ativadas, elas se entrelaçam à sua Matriz que está ativa nesta vida. O papel dessa Matriz iniciatória é ajudá-los a fazer a transição para uma nova frequência de despertar, mantida dentro da Estrutura Temporal multidimensional específica em que vivemos no momento.

Precisamos ser amparados pela Mãe Maria à medida que projetamos e entretecemos essa Matriz de nova frequência durante essa iniciação completa de nascimento. A frequência luminosa dessa Matriz permite que nos movamos lateralmente, por todas as Linhas de Tempo dimensionais, dando-nos a capacidade adicional de viajar pelas áreas mais densas do nosso plano terreno e transformá-las, se necessário e à vontade, quando for o momento mais oportuno.

Nosso atual processo do sagrado nos permitirá avançar para a luz refletida da criação que existe nos Reinos Superiores da consciência. Um ponto de acesso que será aberto no momento certo e ele conterá a obra sagrada para a energia da comunhão sustentada agora para a nossa comunidade recém-nascida aqui na Terra.

Quando nossa Matriz for liberada por meio do Cálice, seremos alinhados à Mãe Maria. Ela irá manter a nossa frequência de luz alinhada com a dela, e uma iniciação profunda começará a ocorrer em nosso coração. Essa energia profunda de iniciação conterá uma forma pura de amor que irá impactar as nossas células cardíacas. Essa ação irá nos infundir compaixão e ativar o princípio do amor-próprio dentro de nós. Essa frequência evolutiva do amor transformador vai nos apoiar e nos permitirá representar um papel mais completo na transição do nosso planeta.

Nós receberemos de volta a nossa autoridade legítima, que faz parte do nosso perfil de iluminação. Isso nos permitirá ressuscitar as configurações energéticas dos planos terrenos para uma bem-sucedida fase de conclusão. A recuperação da nossa autoridade nos dá acesso ao nosso Conhecimento individual da iluminação, e essa profunda fonte de energia desempenhará um papel-chave na fundação da nossa nova Comunidade. Uma comunhão conjunta das nossas energias de iluminação proporciona à Terra uma fundação sagrada, e essa será a conclusão da segunda fase.

A nossa própria transformação e a iluminação do grupo em comunhão poderão fazer com que esse projeto dos padrões obtenha outros níveis de aspectos multidimensionais para que a Comunidade na Terra possa se manifestar. A própria essência desse projeto pode se realizar mais plenamente e ser sustentada entre nós. Nós sustentamos o futuro sagrado da Terra na nossa energia de comunhão coletiva, dentro da nossa Comunidade. Seremos instrumentos para gerar aquilo que está predestinado nas escrituras da Era do Novo Alvorecer.

O Pulso de Frequência do Despertar

Vocês podem ler estas linhas silenciosamente ou em voz alta, não importa. Quando tiverem concluído a leitura, precisam fazer uma Respiração Consciente e soltar. Sempre façam a Respiração Consciente depois de concluir a leitura. Fechem os olhos e sentem-se em silêncio. Façam a Respiração Consciente e soltem. Abram a percepção para a sua experiência e permitam que surja um "cenário" dentro de vocês.

Observação: A Respiração Consciente é uma inspiração profunda pela boca, seguida de uma expiração pela boca. Ela significa, "Sim, estou disposto a soltar" e "Sim, estou disposto a receber a minha luz".

Os Pleiadianos apoiam vocês e são suas testemunhas enquanto dão esse próximo passo.

Observação: Para se alinharem com a Mãe Maria e ativarem a sua iniciação pelo Cálice, consultem os arquivos de áudio no endereço: www.christinedayonline.com/pleiadianpromise-portuguese

1. O Despertar do seu Pulso de Frequência
2. Sua Ativação do Cálice | Som: DAHST EE... (página 135)

PARA DESPERTAR O PULSO DE FREQUÊNCIA

Tornarem-se autenticamente quem vocês são, esse é o término de uma parte da sua jornada que os leva ao destino de uma nova jornada Atemporal.

O "EU SOU" carrega o aspecto da Verdade. Por meio dessa afirmação, vocês se alinham com o lugar para onde estão indo e tomam consciência de que estão sendo impulsionados pela sua consciência superior, rumo àquilo que se tornaram.

O "EU SOU" carrega em si o silêncio e a tranquilidade, e os conduz ao vislumbre intuitivo que contém a Verdade.

No exato momento em que passam para esse nível de completude dentro de si mesmos, vocês podem passar para o NÓS, a Unidade.

Então, na quietude, vocês seguem adiante, pelo corredor atemporal do Self.

Esse ponto de encontro é agora.

Aqui e agora, vocês se descobrem no momento mágico desse propósito em curso.

NÓS, vocês são.

NÓS, vocês existem no estado atemporal, ilimitado, do Ser.

NÓS, vocês descobrem seu caminho de volta para outra forma de Self; para se lembrarem do fluxo de propósito que é o Self.

Eu me aceito integralmente e, quando me aceito, isso e tudo o mais à minha volta se ajusta perfeitamente dentro do "momento", dentro da Unidade.

Aqui está todo o meu propósito de ser essa energia fluida, formas fluidas de consciência luminosa.

Aqui estão vocês, aqueles que os têm mantido o tempo todo, no "momento", para sempre.

EEAHHH, NAE EE TAH, SEENNN AHHH

Ativação do Cálice

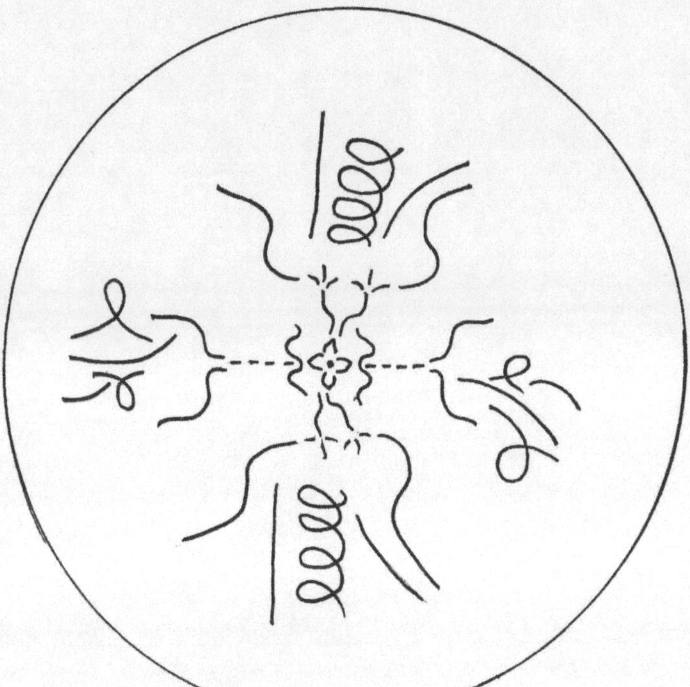

Som: DAHST EE...

Capítulo 6
Construção de uma Ponte

Através das iniciações que concluímos nos capítulos anteriores, realinhamo-nos com outro nível da nossa evolução espiritual. Por meio desses processos, chegamos a um entendimento mais profundo do nosso lugar na Comunidade Universal, e por meio dele entramos num novo reino do nosso Lar Espiritual e de conexão com o Self. Por meio dessas experiências em que "ocupamos o nosso lugar", tem ocorrido mais revelações sobre o nosso propósito e o papel que cada um de nós está representando agora no plano terreno e dentro dos Universos. Essa clareza traz uma maturidade espiritual, uma compreensão profunda da importância do nosso propósito e missão. Nossa jornada individual ao longo desta encarnação preparou-nos para nos comprometer plenamente e embarcar neste caminho predestinado.

Nós não temos detalhes específicos, passo a passo, de como vamos atingir nosso destino, simplesmente porque, da perspectiva do Reino Superior, os detalhes da jornada são irrelevantes. Em vez de focar o "destino", precisamos nos ocupar da nossa jornada atual. O essencial em qualquer processo é dar um passo de cada vez, confiando em cada momento, sabendo que um desdobramento sagrado está ocorrendo dentro de nós. Entendendo que o momento dentro da nossa jornada revela tudo quando nos permitimos um estado aberto de "receptividade". Sabemos que nossa mente egoica, que está totalmente conectada com a ilusão deste planeta, sempre tentará interromper o momento, devido à sua incapacidade de apreciar qualquer aspecto desta fase da nossa jornada que esteja fora da ilusão.

Existe um chamado para que nos rendamos! Rendamo-nos à parte mais elevada do Self, e isso requer que soltemos o que pensamos que sabemos e até o que consideramos a Verdade. Quando estamos dispostos a permitir que tudo caia por terra, conseguimos ter acesso a uma passagem repleta de possibilidades ilimitadas. Nossa necessidade de saber, nossa necessidade de entender, vem diretamente da mente do ego. Isso é a mente se agarrando a fortes elementos de apego, ilusão e limitação. Quando aceitamos que não temos as respostas, somos capazes de entender os reinos ilimitados de possibilidades e potenciais do Self.

Quando nos abrimos para o espaço ilimitado que o "soltar" revela, conseguimos nos envolver plenamente e nos deixar conduzir pelo nosso Eu Superior. Quando escolhemos "soltar o saber", saímos da separação e seguimos para a libertação, para a total aceitação e alinhamento com o momento que se abre. Somos capazes de acessar o potencial multidimensional e permitir uma conexão clara com a orientação do nosso Eu Superior, que nos conduz impecavelmente em nosso caminho.

Estamos passando por um profundo processo de nascimento, realinhando aspectos da nossa multidimensionalidade multifacetada de elementos do Reino Superior. Temos sido atraídos de volta para as puras vibrações conscientes, como se a corrente de um rio nos levasse, nos conduzindo de volta para nosso Lar e nos reconectando com a nossa composição original. Passamos por poderosas recalibragens graças à nossa nova Matriz, que desencadeou um processo de ancoragem natural para nos alinhar com o nosso Lar. Essas frequências puras da Matriz estão continuamente transformando as células, por isso começamos a ancorar a luz por meio de nosso corpo físico. Essa ação apoiou o processo de nascimento em que trazemos frequências celestiais para a existência no plano terreno por intermédio da nossa transformação.

Essa ancoragem sempre foi uma parte essencial da nossa missão de trazer o céu para a terra nesta vida. Isso faz parte do nosso destino. A nossa jornada de transformação abrange várias etapas de diferentes níveis de autodescoberta. Um passo não é mais importante do que outro; cada um deles é vital para o processo evolucionário. Agora estamos prontos para outro movimento que nos levará a um lugar onde poderemos fluir sem impedimentos, livres dos bloqueios da terceira dimensão. Esse passo será um acelerador natural do nosso processo de iluminação.

Nossa humanidade é fundamental para a completude do Self. Ainda temos de evoluir mais plenamente, passando pelos aspectos maiores da nossa humanidade: a compaixão e o amor. Esses ingredientes-chave começam a evoluir naturalmente à medida que aumenta a nossa percepção da própria existência do nosso Eu Superior. À medida que nos abrimos para essa frequência da Verdade, que é um alicerce do sagrado dentro de nós, somos capazes de examinar e depois abarcar essa nova e mais elevada experiência do Self que existe além da ilusão. A jornada de transformação em que a nossa natureza humana se solidariza com o nosso Eu Superior é o objetivo.

Viemos a este plano terreno para viver plenamente a experiência humana. Agora seguimos adiante e começamos um processo de despertar por meio desse alinhamento com o nosso Eu Superior. Essa fase acarreta uma relação transformadora com nossa humanidade e ao mesmo tempo uma conexão consciente com nosso Self sagrado. Vamos atingir nosso pleno estado de iluminação enquanto estamos ainda na forma física.

Estamos numa jornada de investigação da nossa natureza superior para que possamos despertar, transitando entre as ilusões da mente do ego e a energia do mundo espiritual, alternando entre a conexão espiritual com o Self e a ilusão da nossa mente egoica humana. Assim tem sido nosso processo, como uma gangorra descontrolada, oscilando entre a experiência espiritual e a experiência humana, incapaz de confiar na estabilidade das nossas conexões sagradas.

Aos poucos, estamos avançando, adquirindo mais compreensão, aprendendo e nos desdobrando por meio dos nossos alinhamentos com o Self. Estamos cultivando um relacionamento com a nossa sacralidade interior, buscando um novo fluxo com o aspecto intuitivo do Self. Esse processo revolucionário tem representado uma enorme curva de aprendizado, pois tivemos de nos adaptar a novas configurações dimensionais, que continuam a ser reveladas para nós e no contexto da nossa vida. Estamos evoluindo como se fôssemos levados por uma corrente invisível na direção dessa série de processos de recordação, que nos levam a níveis mais profundos de maturidade e percepção do Self. Quando nos realinhamos com a frequência da Verdade, nossos locais sagrados são revelados, levando-nos a uma conexão mais estável com o nosso Lar Espiritual.

Nessa nossa jornada transformadora de nascimento espiritual, precisamos começar a cultivar uma ligação mais profunda com a nossa humanidade. Nosso elemento humano contém aspectos essenciais do todo, na nossa energia de completude. Ele carrega o potencial vasto e puro da expressão humana autorrealizada do amor. Esse é um alicerce da Verdade. O amor é fundamental na construção e no fortalecimento de uma base necessária dentro de nós, que nos permite o ancoramento completo dessa frequência de amor. Nosso Eu Superior pode propiciar essa base, que principia quando ativamos conscientemente o processo de fusão entre nosso aspecto humano e nosso Self espiritual, criando uma união sagrada entre eles.

Muitos de nós fizeram um extenso trabalho interior para impulsionar a transição para o nosso despertar. Somos chamados agora a examinar onde ainda existem resquícios da separação dentro de nós. Para conseguirmos cultivar um relacionamento mais autêntico e saudável com nosso aspecto humano, precisamos fazer uma sondagem mais profunda por meio de um processo de introspecção. Todo processo individual de introspecção nos liberta e empodera. A resolução de elementos de separação dentro de nós acaba com nossas batalhas interiores. Os conflitos internos só persistem enquanto o estresse emocional ainda está presente ou insistimos em desempenhar o papel de vítimas.

Quando examinamos esses remanescentes de sentimentos mal resolvidos, isso nos ajuda a eliminar qualquer barreira que ainda reste, acabando com os elementos de separação criados pelo nosso autojulgamento. Passamos a ter um acesso mais profundo com o espaço do nosso coração. Podemos, então, arejar áreas do nosso coração que antes estavam fechadas, reabrindo a porta que nos permite voltar mais uma vez ao espaço domiciliar do nosso Eu Superior.

Os Pleiadianos dizem que a iluminação só pode vir através da autoaceitação. Isso significa aceitar todas as diferentes etapas da nossa jornada e honrar todas as decisões e experiências da nossa vida. Todos os aspectos do nosso eu precisam ser acolhidos por nós, tanto o nosso lado sombrio quanto o nosso lado glorioso. Um não é mais do que o outro. Tudo é somente uma experiência.

O falso juízo, a ilusão, existe para ressaltar a necessidade que temos de ser perfeitos. Vivemos buscando essa perfeição em nós mesmos. Os Pleiadianos dizem: "Como seres humanos nós somos perfeitamente imperfeitos". Não há como atingirmos a perfeição. A imperfeição é uma condição humana! Fomos criados assim imperfeitos para podermos passar pela nossa experiência completa de aprendizado. Os Pleiadianos muitas vezes nos lembram de que, para chegar à iluminação, precisamos simplesmente atingir um estado de aceitação de nós mesmos, assim como somos neste momento. Por meio da aceitação, somos levados naturalmente ao estado de amor-próprio. Autoaceitação é amor-próprio.

Quando estamos separados de nós mesmos, nós automaticamente nos isolamos de todos os outros seres humanos. O autojulgamento não nos permite receber amor. Não nos permitimos receber a abundância do sucesso. Sabotamos a nós mesmos, não nos deixando receber o que o nosso coração anseia. Ficamos sozinhos e, no entanto, grita dentro de nós a ânsia para sermos aceitos e incluídos. Nossa vida é o espelho que reflete como estamos nos tratando interiormente, com base nos nossos constantes autojulgamentos. Quando aceitamos a nós mesmos, a separação interna pode ter fim. Essa separação causa sofrimento e isolamento, impedindo que vivenciemos aquela parte de nós que é sagrada.

A mente do ego tem dentro de si uma crueldade que logo se transforma em julgamento. Guardamos dentro de nós julgamentos do passado e criamos um ciclo sem fim de autocondenação. Existe uma sutiliza em muitas ações da mente egoica, uma sabotagem que muitas vezes não percebemos. Sem querer, nós nos tornamos a voz dos nossos pais, mesmo muito depois que eles deixaram este mundo. Nós nos tornamos os perpetuadores de traços negativos que outras pessoas atribuíram a nós, as mesmas que nos transmitem mensagens sutis ou não tão sutis a nosso respeito.

A mente do ego só tem acesso àquilo que aconteceu no passado. Com o passado como única fonte de referência, o ego perpetua o medo e a negatividade. Ele continua os ataques virulentos de criticismo com que fomos criados, repetindo as mensagens negativas que recebemos quando crianças. Fazendo perguntas o tempo todo e exigindo respostas, o ego tem um apetite voraz por explicações e é viciado na "necessidade de entender". A Verdade é que a mente do ego não é capaz de entender nada além da ilusão tridimensional.

A mente do ego tem necessidade de estar certa para ficar no controle de todas as situações. A tentativa de "acertar" cria uma barreira dentro do nosso coração, desconectando-nos de tudo que é intuitivo em nós. Essa necessidade impede a espontaneidade e qualquer interação autêntica em muitas áreas da vida. Enquanto estamos focados na necessidade de acertar, perdemos todas as oportunidades de viver o momento.

Para conseguirmos viver com êxito a experiência da iluminação, precisamos acabar com toda separação interior. Essa cisão foi criada por nós e pode ser transformada por nós também. A mente do ego interpreta errado o que significa a nossa jornada e nunca entenderá o que viemos vivenciar e atingir nesta vida.

Não viemos para cá para manter os sistemas de crença limitados da nossa família ou da sociedade, ou perpetuar o que herdamos de gerações passadas. Esse é o ponto onde começamos a nossa jornada. Nós viemos empreender uma jornada de autolibertação, para nos reconectarmos e redescobrirmos aquilo que é autêntico em nós. Nós estabelecemos essa meta antes de iniciarmos esta encarnação.

Precisamos mudar as antigas dinâmicas que ainda estão vigorando nas interações com nossa parte humana. Abrindo-nos para um novo nível de autenticidade com o nosso ser, em favor do nosso próprio ser, nós recebemos sustento para nossa alma, na forma de um bálsamo amoroso, fortalecedor e terapêutico.

Precisamos encontrar coragem para seguir adiante e nos dispor a reabrir portas que estavam fechadas. Ninguém nos forçou a fechar as portas do nosso coração. Tomamos decisões, fizemos escolhas de acordo com as situações com que nos deparamos nas diferentes experiências da nossa vida. Trancamos nosso coração em momentos de dor e desespero. Essas travas e cadeados nos salvaram da dor, da rejeição e das traições. Agora é hora de ir além de todas essas constrições autoimpostas.

A transformação do nosso relacionamento com nosso ego humano nos oferece um novo potencial. Quando rompemos as barreiras de existem dentro de nós, a ilusão pode se desfazer. Essas barreiras, que mantêm a ilusão, nos impediram de viver uma experiência plena e estável com nosso Eu Superior.

Agora é hora de passarmos para um estado de resolução sincera com a parte humana do nosso eu. O primeiro passo para aceitar o nosso eu no nível humano é começar a examinar e entender a Verdade do propósito da jornada humana aqui no planeta. Faça a si mesmo as perguntas certas.

Têm ocorrido algumas discussões sobre a dinâmica da jornada única que vivemos. A série de caminhos individuais que escolhemos trilhar, as decisões que tomamos, os processos que vivenciamos. Todas as nossas experiências foram projetadas para que pudéssemos completar nosso processo de aprendizado. Não existiram erros nessa jornada, só uma série de desafios que precisávamos vencer e que nós mesmos criamos. Nossa vida é uma orquestração divina perfeita do nosso Eu Superior para assegurar que vivamos nossa experiência humana única. Essa é a Verdade.

Não somos responsáveis pela experiência de mais ninguém, apenas pela nossa. Passamos pelas nossas experiências e o mesmo acontece com as outras pessoas. Todas as nossas experiências coletivas foram projetadas para nós com perfeição. Podem ver por que não pode haver arrependimentos com relação às decisões que tomamos, não pode haver culpa por nenhuma atitude e não pode haver vergonha por nenhuma das nossas escolhas?

Temos feito sempre o melhor que podemos em cada momento, representando nossos papéis na íntegra e vivendo nossas experiências. Isso é o que viemos fazer aqui até agora. Se percebemos alguma autocondenação, algum arrependimento ou um pequeno desconforto emocional em torno de um problema, esse mal-estar é um indicador de que ainda existem emoções não resolvidas dentro de nós criando separação. Estamos agora nos comprometendo a examinar os julgamentos que possam surgir sobre nós mesmos e a fazer mudanças. Eu fico animada quando me deparo com algumas dessas dores emocionais, porque sei que estou prestes a me libertar em outro nível.

Mãe Maria apareceu para mim um dia para me mostrar que eu estava criando um processo de deflexão (ou desvio) quando me abria para receber. Ela me demonstrou isso transmitindo luz para mim, e eu pude testemunhar que eu tinha amarras dentro de mim. Esse era o meu escudo defletor, interferindo na minha capacidade de receber plenamente. Ela ficou comigo, guiando-me para eu soltar enquanto ela continuava a me banhar na luz. Eu mesma me testemunhei enquanto soltava todo o esforço. Pude sentir uma profunda mudança num antigo sistema de crença de "não ser merecedora", que começou a ir abaixo. Esse foi um processo emocionalmente profundo e tocante que permitiu que a luz entrasse no meu ser. Eu testemunhei as barreiras que tinha no coração e que havia construído há muito tempo se dissipando, permitindo que uma forma pura de luz voltasse a entrar. Quando soltei esse bloqueio, meu relacionamento com meu eu humano se transformou. Fui capaz de manifestar em minha vida o anseio do coração de avançar com uma nova leveza de Ser. "Soltar" é um instrumento básico que pode nos levar ao autoempoderamento e à autolibertação.

Olhem para dentro e conheçam o seu eu. Quando conhecem nossas vulnerabilidades e idiossincrasias, ganhamos em poder e liberdade. Não estamos buscando a perfeição, apenas a autoaceitação. Se existe em nós um sentimento de que fomos traídos, isso é sinal de que estamos representando o papel de vítimas. Esse é um papel muito frequente entre as pessoas, pois ele faz parte da ilusão do planeta. Enquanto continuamos como vítimas, não podemos nos curar. Precisamos assumir a responsabilidade pelo papel principal que desempenhamos em nosso palco.

Para acabar com a nossa separação interior, precisamos apenas focar a Verdade dentro dos diferentes segmentos da nossa vida que ainda chamam a nossa atenção. Podemos fazer isso examinando nossas reações emocionais ou um problema que venha à nossa mente. Essa reação está nos dizendo que algo não está bem resolvido dentro de nós. Então, podemos investigar essas questões, para absolver a nós mesmos e qualquer outra pessoa de qualquer atitude "errada", porque já sabemos a Verdade.

Quando nos abrimos para essa Verdade da nossa jornada, descobrimos que na realidade está tudo bem conosco. Não estamos fazendo nada errado, e o mais importante: não há nada errado conosco. Lá no fundo de nós, cultivamos a crença de que há alguma coisa errada conosco e isso tem se perpetuado pelas críticas das outras pessoas e também pelo julgamento que fazemos de nós mesmos com base nelas.

Lembrem-se de que escolhemos aceitar essas mensagens sobre nós mesmos, e agora uma parte essencial do nosso processo está se apropriando dessas mensagens que nos foram transmitidas.

Quando começamos a nos abrir para uma relação autêntica com a nossa parte humana, sentimos um profundo alívio dentro de nós. Depois que descobrimos os nossos maiores temores sobre nós mesmos, a paz pode residir dentro de nós e nossa guerra interior pode acabar. O sofrimento, a separação interior, pode ter fim.

A boa notícia é que temos livre-arbítrio para escolher fazer as coisas de forma diferente. Podemos mudar nossa mente e fazer novas escolhas que nos beneficiem. Nós podemos reescrever como queremos nos aceitar, como viver nossa vida desse ponto em diante. Quando começamos a nos libertar das barreiras interiores, podemos evoluir e nos abrir para um novo potencial da nossa humanidade.

Esse processo interior permitirá um relacionamento autêntico com o Self e a recuperação de um estado de equilíbrio que restabeleça uma conexão sincera e íntima com nossa parte humana. Quando escolhemos conhecer a nós mesmos dessa maneira, nosso elemento humano pode florescer.

Agora é hora de trazermos compaixão e entendimento à nossa jornada rumo à luz plena da Verdade, começarmos a reconhecer nossa coragem de encarar nossas experiências a partir desse ponto de vista. Quando soltamos o papel de juiz, podemos nos tornar testemunhas compassivas de nós mesmos. Podemos honrar o pleno papel que representamos nesta vida. Honrar nossa jornada sagrada e o nosso eu "perfeitamente imperfeito". Apoiem seu elemento humano em todas as suas diferentes fases, visitando as experiências multifacetadas dentro das nossas jornadas gloriosas. E o mais importante: sintam uma grande compaixão por si mesmos e por tudo que vivenciam.

Nossa experiência humana não acabou. Na verdade, está apenas começando. Um rito de passagem está se revelando, para nos levar na direção do potencial pleno da nossa humanidade. Nessa próxima fase, estamos sendo convocados a iniciar uma fusão sagrada entre o nosso aspecto humano e o nosso Eu Superior. Por meio dessa ponte energética, nós geramos a energia desse rito de passagem.

Nosso aspecto humano será a âncora para a Terra e o nosso Eu Superior estabilizarem o contato celestial.

Essa ponte criará uma comunhão sagrada que expandirá e intensificará o nosso potencial humano. Esse processo de iluminação visa uma reunião. Juntos, os componentes do céu e da terra do nosso eu tornam-se uma Unidade, à medida que essa sinergia coletiva é gerada através da ponte. Por meio dessa ponte, nosso Eu Superior e nosso aspecto humano criam esse ponto de união de luz, que envolve uma sinergia sagrada com a Consciência Coletiva de Deus. Essa é a nossa energia de conclusão, sempre desdobrando essa totalidade sagrada dentro de nós.

Quando começarmos a trabalhar alguns aspectos que criam a separação dentro de nós, esse processo da ponte começará naturalmente. Esse processo deve ser uma escolha consciente, feita por cada um de nós, em aliança com o nosso Eu Superior. Precisamos abrir conscientemente um caminho para construir essa ponte ligando o aspecto celestial do nosso Eu Superior ao aspecto terreno da nossa parte humana. De início, essa ponte leva ao nosso elemento humano a vibração pura de amor celestial do Eu Superior. Esse amor banha a esfera da consciência humana, que permite uma aceleração do processo de despertar. Essa energia benéfica nos ajuda a avançar e navegar através dos últimos remanescentes da nossa separação autoimposta, pois através da luz podemos perceber a Verdade. E com o amor podemos sondar as profundezas da nossa vulnerabilidade humana.

À medida que a ponte começa a se formar, o aspecto celestial do seu Eu Superior continua a reavivar e nutrir o aspecto humano, trazendo uma grande paz e compreensão da essência fundamental do amor que a parte humana requer para amadurecer e vicejar. Isso começa a ancorar a ponte, através do aspecto humano, no reino terreno. Uma profunda aceitação e amor começam a evoluir com o Eu Superior e o aspecto humano, trazendo mais nutrientes essenciais de amor ao aspecto humano. O processo da ponte ancora a conexão terra e céu por meio dessa jornada. Esse desdobramento da ponte é glorioso, como uma flor ao sol, com o aspecto humano em pleno florescimento.

Quando fiz a escolha consciente de começar a construir a minha ponte, toda a minha experiência humana se transformou. Comecei a obter a compreensão de que, ao mesmo tempo que me deixava envolver pela energia do meu Eu Superior, eu precisava abrir conscientemente minha parte humana à experiência dessa energia, enquanto ela estava acontecendo. Eu sentia a conexão com o meu Eu Superior se aprofundando, e então conscientemente levava a minha parte humana ao sentimento de paz, amor e liberdade. Através da experiência individual de cada um desses encontros, a minha parte humana foi passando por uma grande transformação; foi incrível e profundo sentir a tranquilidade e a paz que antes não estavam presentes. Minha ponte se estendia a cada encontro consciente.

Comecei a testemunhar o milagre desse amor operando no meu elemento humano, que passou a sofrer uma transformação diária. Uma cura profunda ocorria à medida que minhas numerosas antigas feridas e o sofrimento causado por experiências humanas passadas foram desaparecendo. Esse amor trouxe paz e estabilidade profunda ao meu lado humano. Passei a viver livre do peso que antes fazia parte de mim. Deixei de sentir medo e descobri que não havia nada de errado comigo. Eu também percebi uma nova sensação de fortalecimento no meu corpo físico. Era como se as células do meu corpo estivessem sendo nutridas com a frequência luminosa do amor que se derramava sobre mim por meio da ponte.

Num certo momento, minha parte humana começou a reconhecer a ponte, e ocorreu um ancoramento da ponte por meio do meu aspecto terreno, à medida que eu passei a cooperar conscientemente e com regularidade com o meu Eu Superior. A confiança entre essa parte humana e o meu Eu Superior aumentou. À medida que a ponte entre a minha humanidade e o meu Eu Superior foi se expandindo, fui capaz de vivenciar mais do amor que havia dentro de mim — nessa parte humana. Por causa do amor que eu estava recebendo diretamente do Self, meu aspecto humano passou a compreender a vida como ela é na Verdade. Isso me levou a aceitar minha profunda jornada como ser humano, em todas as suas nuances. Consegui acolher todos os aspectos dentro de mim e apreciar minha jornada integralmente. Todo esse processo me trouxe um imenso alívio interior, pois eu sabia que tinha que voltar para o meu Lar espiritual intacta, sem nenhuma separação, apenas "Sendo".

A mudança é para ser feita aqui e a dinâmica das mudanças precisa ocorrer dentro de nós, pois na verdade tudo é interior. Não há nada que não possamos alcançar, pois nós temos o sagrado dentro de nós. Não precisamos de nenhum instrumento exterior para alcançar tudo que viemos vivenciar e cumprir aqui. Não dependemos de nenhum outro ser humano e não há nada que não tenhamos capacidade para realizar.

Nosso papel agora é apoiarmos nossa jornada rumo ao autoempoderamento. Para que possamos alcançar essa meta precisamos voltar para aquele estado de equilíbrio com o nosso aspecto humano através da ponte. À medida que transformamos essa relação com o nosso aspecto humano, o amor-próprio nos dá um grande potencial interior para sentir uma grande compaixão e empatia por outros seres humanos.

Nós, como seres humanos, temos um potencial incrível para manter uma nova frequência pessoal, à medida que começamos a evoluir através da ponte, atingindo uma profunda comunhão interior com o nosso Eu Superior. Podemos começar a receber a frequência de amor incondicional através dessa ponte. É nossa hora de viver de modo diferente: livres do medo, da separação e das limitações provocadas pelo sentimento de pequenez e insignificância. Podemos começar a testemunhar aquilo que somos em nossa totalidade. Podemos abarcar todos os nossos níveis multidimensionais quando pomos um ponto final nessa guerra interior e iniciamos a ponte. Podemos deixar de lado as barreiras dentro de nós, abrindo-nos para o potencial ilimitado que temos para Ser. Esta é a nossa hora de voltarmos para um autêntico alinhamento com a nossa sacralidade como seres humanos.

Por meio da nossa transformação humana temos agora instrumentos interiores sagrados para estabelecer uma Comunidade do Novo Alvorecer em nosso planeta Terra. À medida que nos aproximamos da nossa autorrealização plena como seres humanos, podemos levar a verdadeira compaixão e o amor incondicional a formarem uma sagrada comunhão dentro das Comunidades. Dentro dessa comunhão, a mente do ego não mais reinará e desenvolveremos conexões uns com os outros, por meio dos nossos corações cheios de compaixão. Cada indivíduo será amparado e honrado pelo que traz por meio da sua própria frequência individual de ser, compreendendo que cada um de nós possui uma singularidade necessária para o florescimento da energia comunitária. A competição entre egos deixará de existir e as nossas pontes possibilitarão que cada um de nós obtenha o saber sagrado destes tempos. Juntos, formaremos essa sinergia sagrada, uma união coletiva de confiança, baseada na Verdade que vem de dentro de nós.

Observação: Para apoiarem o processo em curso de conexão e cultivo das suas conexões celestes e terrenas por meio da ponte, consultem o arquivo de áudio no endereço:

www.christinedayonline.com/pleiadianpromise-portuguese

Capítulo 7
Recuperação das Chaves

A energia transformadora do Novo Alvorecer está fluindo pelo nosso plano terreno com a força de um vendaval, trazendo a energia de uma frequência brilhante de consciência de luz. Essa frequência pura penetra em todas as fendas e funde-se com a Terra. É absorvida por todas as formas mínimas e intrincadas da Natureza que existem no nosso planeta, e simultaneamente se infiltra nos espaços dentro das nossas células físicas. Essa energia luminosa se dispersa e interage com as realidades multidimensionais que existem neste plano terreno. Revelando e expondo os diferentes estados de realidade, que, na verdade, sempre coexistiram conosco, como seres humanos, e dos quais, nos níveis mais elevados, somos uma parte natural. Estamos prontos para embarcar numa grande aventura, nova e extensa, com o Self.

Passamos por uma série de iniciações extremas, a fim de nos preparar para começar a nos dirigir a um reino mais elevado e expansivo. Nós avançamos para divisar um novo panorama da multidimensionalidade. Lembrem-se, somos seres multidimensionais, e, sim, nós fomos até agora limitados pela nossa experiência humana. O momento é perfeito para passarmos para esse novo ritmo de vibração, que naturalmente sustenta e entremeia os nossos estados multidimensionais de ser. Começamos uma jornada mais ampla de autorrecuperação, através de iniciações a uma série de diferentes assinaturas vibracionais. Essas assinaturas contêm um aspecto dimensional do Self muito diferente daqueles que encontramos na história atual do planeta.

Estamos na beira de um penhasco, sendo convidados a soltar e saltar no precipício. Quando iniciei essa fase de profunda mudança, os Pleiadianos me perguntaram: "Como você vai usar suas asas se não saltar do penhasco? Como vai saber que pode voar?"

Esta é nossa hora de passarmos para um elemento muito diferente do Self, de fazermos mais uma "curva na estrada" e nos reposicionarmos em um outro nível da nossa sacralidade.

Nossa constituição natural está contida num projeto sagrado, composto de muitas facetas ilimitadas que carregam os estados de frequência pura do nosso Ser. Nessas facetas encontra-se a nossa forma de consciência pura, que detém um potencial enorme. Agora é hora de iniciarmos nosso projeto sagrado integral de iluminação. Até agora não ancoramos plenamente alguns dos nossos estados mais expandidos de consciência que compõem a totalidade do nosso caráter espiritual, nem interagimos com eles. Não estamos familiarizados com o aspecto mais elevado dos estados que herdamos e que compõem uma grande parte da nossa consciência. À medida que começamos essa próxima fase que engloba o processo de nascimento, vamos reivindicar e habitar esses estados que existem, voltando a nos alinhar com um aspecto dinâmico da nossa consciência completa.

Nós, como raça humana, não estávamos conscientes da existência desses estados ampliados de consciência, nem éramos capazes de reconhecer plenamente quem somos em nossa totalidade, dentro do Self como um todo. Agora é hora de avançarmos e reivindicarmos a total propriedade multidimensional do sagrado que somos.

Uma mensagem da Comunidade Galáctica

Amados,

Nós, os Pleiadianos, estamos aqui neste momento para lhes franquear o acesso às Chaves que existem no que é chamado de "Registros Krae". Essas chaves contêm as energias de completude do despertar para vocês. Elas vão lhes dar acesso ao desvendar de toda a essência multidimensional do Self que existiu através dos tempos. Até este momento, não conseguimos nem sequer mencionar esses estados multidimensionais expandidos que existem dentro de vocês. Agora chegou a hora de começarmos a revelar a existência desses aspectos sagrados e começar a lhes transmitir a energia desses estados vibracionais. Começamos enviando para vocês agora esta transmissão através da palavra escrita. Enquanto leem este texto sagrado, ocorre, neste mesmo instante, uma transmissão automática da frequência da Verdade a vocês! Suas células do coração recebem esta transmissão e se abrem instantaneamente, reconhecendo e aceitando esta Verdade. Vocês talvez percebam uma aceleração nas células do seu coração, à medida que se abrem para esta Verdade.

Essas energias profundas estavam aguardando este momento de revelação. Pois este é o momento exato, em sua evolução como seres humanos, para embarcar nesta jornada transformadora da descoberta. Este é o momento de começar a receber esse potencial multidimensional poderoso e expandido, que sempre foi uma parte essencial de vocês, assim como uma parte natural do seu direito nato. Este será o passo mais importante do seu destino até agora, recuperar as Chaves por meio do espaço dos Registros Krae.

Essa forma expandida de Self ainda não existe na forma física de vocês. No entanto, ocorre uma interação natural entre o seu coração e essa forma energética multidimensional expandida do Self. A forma expandida da sua essência está atualmente contida nas nossas Chaves dos Registros e ali ficará até o momento em que vocês escolherem recuperar as suas próprias Chaves. Seu próprio espaço multidimensional do coração tem uma ligação forte e direta com as Chaves. Seu coração representa um papel essencial, pois ele tem um espaço energético para que a sua essência totalmente desperta volte para o nosso Lar Espiritual. Existe, dentro do seu coração, uma percepção consciente dessa forma energética dimensional expandida do Self.

Nosso papel é trazer para vocês aquilo que é Conhecimento sagrado, e fez parte de uma tecedura contida nos Registros Krae. Estávamos esperando até que estivessem prontos para a iniciação em curso. Vocês agora estão em alinhamento direto para iniciar a recuperação das Chaves por meio do espaço dos Registros Krae.

Essas compreensões auxiliarão vocês a soltar e a avançar com o reconhecimento consciente de que esses são os passos certos para vocês agora. Estamos aqui para guiar vocês em sua jornada de completude. Apresentando essas Verdades, podemos ajudá-los nesse profundo processo de iniciação. Juntos iniciamos essa próxima fase de transição.

Este acontecimento nos traz uma grande alegria. Nós os testemunhamos enquanto se tornam aptos a se abrir para um entendimento mais profundo do seu poder e verdadeiro lugar dentro da Comunidade Coletiva. Honramos vocês à medida que avançam rumo a esse desdobramento do Self.

Bênçãos,
os Pleiadianos

Seremos assistidos na localização dos Registros Krae e dos arquivos que poderemos acessar por meio das nossas Chaves individuais. Essa ativação das Chaves abre as comportas de uma vibração absolutamente viva da nossa essência multidimensional. Ao mesmo tempo, será liberado para nós um senso profundo de "saber". Essa clareza explodirá através dos nossos sentidos. É imperativo que, nesse momento, nós soltemos, permitindo que uma imensa maré nos leve e reposicione nas nossas configurações originais. A energia Crística estará presente nesse momento energético. À medida que avançamos nesse processo rápido de ressurreição, seremos alinhados à nossa consciência de luz num nível de consciência muitíssimo diferente. Essa frequência expandida do Self nos alinha com um aspecto da nossa multidimensionalidade, trazendo-nos a consciência do que sempre fomos, através dos tempos.

À medida que nos movermos para essa expressão mais elevada do Self, nos tornaremos parte da energia coletiva expandida que sempre existiu. Essa Consciência Coletiva está entrelaçada a muitos Universos que existem num Sol Central. A Consciência

Coletiva está aguardando para nos receber em nossa totalidade e, mais importante, essa energia coletiva espera ser recebida por nós.

Atravessando esse Sol Central, descobrimos a existência da Sede do Poder de Deus. Essa Sede de Deus é a consciência central que existe em todas as formas de vida, em toda a miríade de Universos. À medida que avançamos rapidamente na nossa evolução com a ativação das nossas Chaves, vamos começar a emergir energeticamente como uma borboleta deixando o casulo. Nós seremos atraídos para o Sol Central e então nos alinharemos totalmente com a energia da Sede do Poder de Deus. Esse alinhamento será uma experiência totalmente consciente. Vamos simplesmente nos lembrar da expressão plena de amor que emana da Sede de Deus. Através dessa reconexão consciente, começaremos a entrar num processo de transmutação, transformando-nos por meio do nosso estado de consciência sagrado recém-alinhado, dentro do Núcleo central divino do Self. Essa será uma emergência sagrada que nos permitirá sentir a nossa própria presença sagrada no alinhamento com toda a força vital do Universo. Dentro desse espaço expandido de união seremos reavivados e vicejaremos.

O trabalho com as nossas Chaves terá de ser iniciado através de um componente em camadas, de fonte pura, que está contido dentro dos diferentes segmentos das Chaves. Serão abertos pontos de entrada para gerar e desenvolver a nossa frequência multidimensional, e isso será reproduzido uma configuração de frequência por vez, o que permitirá que a força pura da nossa luz emane gradualmente através dos nossos sistemas físico e energético. Há uma série de iniciações com as Chaves que precisamos liberar dentro de nós. Nós é que iniciaremos o nosso próprio processo de nascimento. Desdobrando-nos em nosso Self de multidimensionalidade sagrada, dentro do momento ilimitado, de modo que possamos carregar uma chama pura da nossa luz interior, que é chamada de "tocha interior".

Cada aspecto das Chaves contém uma frequência única, multidimensional, da nossa natureza mais elevada. As Chaves possuem uma série de partículas de pura luz que mantêm as formas mais refinadas e sagradas da Verdade. Estaremos trabalhando com essa série de partículas de luz, uma partícula por vez. Cada uma dessas partículas contidas nas Chaves irá se intensificar e se desdobrar dentro da forma física de cada célula do nosso corpo físico. Uma consciência multidimensional sagrada se abrirá dentro das células, à medida que cada partícula de luz for expressa através de nós. Essa expressão de energia permitirá nossa interação com estados multidimensionais superiores que existem dentro de nós. Por meio dessa reconexão com a nossa existência plena, expressaremos nosso lugar individual em todas as energias coletivas de todos os Universos.

Esta é a nossa hora de nos alinharmos com a frequência de compreensão que está sendo transmitida através da plenitude da luz do Novo Alvorecer. Ela sempre existiu, mas agora seremos capazes de perceber tudo o que existe dentro dos Reinos Superiores. Um ponto de encontro que nos espera para apoiar nossa missão mais elevada, portanto, assim que recuperarmos nossas Chaves, recordaremos plenamente a missão que concordamos em cumprir em benefício da humanidade.

Há alguns pontos essenciais de que precisamos estar conscientes para receber a nós mesmos nesse processo de transformação. À medida que começamos a dinâmica sagrada das Chaves, temos de nos abrir para participar plena e conscientemente de cada faceta do nosso desdobramento. Esse entendimento nos permitirá abraçar mais plenamente o próximo passo do nosso trabalho com as energias contidas em cada camada das Chaves.

Nosso poder autêntico será descoberto dentro das nossas Chaves. Precisamos estar preparados para renunciar a tudo que pensamos que somos e a tudo que pensamos saber, a fim de seguirmos para esse novo reino da existência. Precisamos estar preparados para permitir que tudo deste plano terreno simplesmente se desprenda de nós, nesta etapa inicial, e nos libertemos de todas as conexões terrenas, enquanto avançamos rumo ao ponto de entrada para as nossas Chaves.

Essas Chaves energéticas contêm nossa conexão individual com o nosso Sagrado. Elas carregam a ligação única que dá acesso às profundezas da nossa própria consciência de luz. As Chaves encerram o aspecto sagrado do nosso Núcleo central divino. Na verdade, elas nunca estiveram separadas de nós. Nós é que estivemos desconectados, até este momento, do nosso destino.

Nossa herança energética original que está contida nessas Chaves estava ocultada, existindo numa forma multidimensional além da Linha do Tempo da Terra. A energia do nosso planeta, até este momento, não tinha sido capaz de ancorar a força energética pura que existe dentro das Chaves. Dentro desse mesmo Espaço Atemporal além da Terra, nossas Chaves estão ancoradas, carregando nossa Impressão divina única para nossa completa autorrealização. As iniciações são concluídas por meio da soma total de uma série de partículas de luz pura.

Cada partícula de luz carrega em si um processo de iniciação para acionar um aspecto da nossa herança de despertar. Essas partículas individuais expandem-se através do Núcleo central divino que irá, a certa altura, ser ancorado dentro do nosso Espaço do Lar Espiritual. Podemos acessar e alinhar essas iniciações devido à impressão de consciência que constitui um aspecto da nossa Matriz. Nossa nova Matriz, que está atualmente ativa, contém a frequência necessária para a nossa iniciação completa com cada partícula de luz.

Nossas Chaves sempre ressoaram com a frequência do nosso Núcleo central divino multidimensional. Esse Núcleo é um aspecto de nós que residia fora do nosso corpo físico até agora e simplesmente não tínhamos consciência desse aspecto particular da nossa existência.

Quando nos abrirmos para as nossas Chaves e começarmos nossa iniciação através das partículas individuais de luz, o nosso Núcleo será reposicionado e voltará a se estabelecer dentro do Espaço do Lar do nosso centro cardíaco. Nosso Núcleo guarda nossa totalidade, interagindo diretamente com a energia da Sede de Deus, que se entrelaça com todas as formas de vida dos Universos Coletivos. Nesse estado de completude, vamos nos alinhar plenamente com o Sol Central único que mantém toda a força vital, assim como a energia da Sede de Deus. Saibam que, através das Chaves, nós nos realinhamos naturalmente com uma autêntica interação com o Sol Central.

Temos um *framework* energético principal dentro de nós que é multidimensional em sua forma. Essa estrutura está vinculada à nossa Matriz atual ativa. Nossa nova Matriz contém o projeto para o nosso despertar através das nossas Chaves. A Matriz sustenta a frequência que nos permite nos reconectar com as Chaves. Esse *framework* nos apoia no lançamento das diferentes configurações multidimensionais contidas nas iniciações individuais dentro das Chaves.

Nosso *framework* abrange nosso campo energético e nos guarda dentro de uma forma pura, como um útero energético. Ele funciona como uma âncora forte que nos estabiliza à medida que nos alinhamos com a energia do espaço dimensional onde estão os Registros Krae. Esse *framework* mantém o nosso equilíbrio e nos permite vivenciar e integrar nossa iniciação completa, à medida que acessamos e recebemos as partículas de luz contidas nas nossas Chaves. Essa força energética contida dentro das Chaves opera de modo muito diferente de qualquer outra forma energética que conhecemos até agora em nossas iniciações. As Chaves só podem operar devido à existência dessa estrutura energética, que forma algo parecido com um útero em torno de nós.

Estaremos nos afastando da nossa Matriz atual à medida que entrarmos nos Registros Krae. Nossa Matriz contém a completude do nosso destino, espelhando tudo o que existe ao longo dessa linha de vida de nova frequência.

À medida que ativarmos uma camada de partículas de luz dentro de nossas Chaves, haverá uma poderosa liberação de uma frequência que conterá um propósito energético preciso. Há uma pureza dentro dessa força energética que contém um brilho radiante. Há primeiro uma abertura e depois, como uma explosão, ocorre uma aceleração que ancora uma tocha interior, como a forma pura de uma chama. Esse é um acontecimento instantâneo, um nascimento que está ocorrendo dentro da nossa consciência, carregado de monumental significado. Essa é a ação de despertar dessas puras partículas de luz.

Esse processo de iniciação, especificamente, é simplesmente pura luz. Nós absorvemos a energia liberada pela partícula de luz pura dentro das nossas Chaves. A expressão "ofuscado pela luz" é uma descrição muito precisa desse processo profundo de alinhamento e integração do despertar que ocorre dentro de nós. No momento em que iniciamos esse nascimento, ocorre um reposicionamento do Núcleo central divino em nosso Espaço do Lar, e a chama interior se abre através do Núcleo.

O propósito da chama tem uma missão projetada, que é multidimensional e carrega um nível de consciência luminosa em camadas. Essa chama flui para o nosso Núcleo central divino, e através do Núcleo ela é liberada para interagir com as células do nosso corpo. Nossas células absorvem a pureza do amor que essa chama inflama em nós. Essa forma de amor fará a luz explodir na nossa consciência, impulsionando-nos através de uma porta dimensional para conhecermos o Self que é nossa herança natural.

Nosso *framework* vai interagir com as células do nosso corpo e monitorar o nível expandido de luz que fluirá dentro de nós. Essa interação com o nosso *framework* impulsionará o processo de integração de cada uma das nossas iniciações. O desdobramento desse processo nos permite abarcar toda a nossa pureza recém-descoberta. Isso nos dá uma via para vivenciar a nossa consciência luminosa multidimensional, que está sendo liberada graças à nossa iniciação com cada partícula de luz pura dentro das Chaves. As nossas células serão então capazes de absorver completamente nossa nova frequência do Self, e criar uma experiência direta de despertar.

Estávamos num ambiente multidimensional limitado nessa fase do nosso despertar. Sim, estávamos em meio a um processo com o Self, isso é verdade. Contudo, não estávamos conscientes das muitas limitações que nos eram impostas. Elas estavam nos impedindo de fazer uma conexão mais profunda e autêntica com o Self e, externamente, com o restante da Comunidade Universal.

Essa limitação foi um fator necessário para que pudéssemos consolidar nossas interações humanas com nossas naturezas sagradas. Nós estávamos sendo contidos para assegurar que a energia dentro de nossa própria consciência fosse preparada para se envolver plenamente com esses profundos espaços herdados de experiência. Há também uma questão de tempo relacionada ao destino nessa etapa seguinte, pois até agora o planeta Terra não estava destinado a carregar essas frequências evolucionárias mais elevadas.

Os Registros Krae contêm nossas Chaves, e contêm também nossos registros energéticos. Esses registros residem num espaço multidimensional atemporal, que é ancorado, em camadas, e mantido como uma biblioteca de frequências. Muitos outros registros também estão sendo armazenados dentro desse espaço dimensional em camadas. Todos os Registros Akashicos estão ali. Há um número ilimitado de bibliotecas energéticas que contêm todo o conhecimento de consciência pura na forma de frequências energéticas.

Esse Conhecimento é para ser utilizado por todos os Universos. Ele é constituído por uma série de configurações dimensionais combinadas e energeticamente projetadas para serem dispostas em posições dimensionais individuais para o nosso acesso. Esse Conhecimento é oferecido livremente a todos que estão prontos para receber diferentes níveis de ensinamento.

À medida que evoluímos, somos autorizados a ativar essas frequências de Conhecimento dentro de nós. Essas bibliotecas exercerão um poderoso impacto sobre a nossa vida como Comunidade. Quando cada um de nós estiver preparado para utilizar a força de luz que esse Conhecimento contém, cumpriremos nosso papel essencial. Preservando esse Conhecimento dentro de nós abriremos um novo horizonte para nossas futuras Comunidades. Esse Conhecimento sagrado desempenhará um papel importantíssimo nos próximos tempos. Cada um de nós receberá um acesso individual para apoiar a Humanidade no momento certo.

A Comunidade de Luz dentro de todos os Universos coletivos será fortemente impactada pela nossa jornada de recuperação das nossas chaves. Com a nossa plena conexão com o Poder coletivo da Sede de Deus, vamos contribuir ativamente para os tempos do Novo Alvorecer.

A Terra passará por uma série de transformações. Essas mudanças fazem parte do destino do nosso planeta e envolvem uma completa restauração metamórfica na sua vibração. Graças à frequência completamente desperta que vamos carregar dentro de nós, haverá um novo projeto de uma rede energética ao redor e em todo o planeta. Nós auxiliaremos na ancoragem dessa rede com a energia recentemente projetada que carregamos dentro de nós.

Essa rede energética apoiará a formação das novas Comunidades que se desenvolverão em todo o nosso plano terreno. Haverá uma tecedura sagrada que faz parte dessa rede e começará a ocorrer dentro das Comunidades. Essa tecedura abrirá e deixará expostas as áreas densas do planeta, liberando qualquer densidade que tenha perpetuado a ilusão. Isso vai ajudar no abandono dos velhos costumes, permitindo que a humanidade entre nos reinos mais elevados e iluminados, além da ilusão.

Por meio dessa abertura dinâmica da nossa comunhão individual com a Sede de Deus, um Repositório Sagrado se estenderá entre cada um de nós que passou pela iniciação das Chaves. Carregaremos a divina essência de Deus dentro de nós, e essa essência será entrelaçada a todas as energias de força vital do nosso planeta, impactando todo o potencial de Ser da humanidade.

Haverá muitos de nós nesse estado altamente transformado e juntos sustentaremos a energia para formar um novo paradigma na Terra. Nossa comunhão e alinhamento com a Sede de Deus criará uma tecedura sagrada no planeta, que romperá as barreiras da ilusão e propiciará uma alegre reunião entre nós.

Quando essa transformação se der, as energias dos raios do Sol Central finalmente começarão a tocar a Terra, alinhando-se com o planeta e gerando uma nova frequência de força vital nas forças da natureza. Esse será o arauto de um novo começo para a Terra e para a humanidade.

Observação: Consultem o arquivo de áudio no endereço: www.christinedayonline.com/pleiadianpromise-portuguese

Recuperação das Chaves — Som: AE NATAH (página 168)

Vamos examinar agora como começaremos o incrível processo de recuperação das Chaves. Vocês acessarão suas Chaves por meio de um processo de canalização. Esse é um processo simples, que consiste em ouvir o arquivo de áudio e trabalhar com os padrões que lhes foram confiados. Vocês sempre terão o Círculo dos Padrões da Recuperação das Chaves diante de vocês quando estiverem ouvindo o arquivo de áudio.

Eu estarei orientando vocês a cada passo, todas as vezes que estiverem trabalhando com o arquivo de áudio. Os padrões levarão vocês às "partículas de pura luz" individuais, que por sua vez os levarão ao estado desperto. Vocês trabalharão com apenas uma partícula de pura luz no interior das suas Chaves, em qualquer uma de suas jornadas.

O arquivo de áudio é projetado para ser um documento multidimensional, o que significa que toda vez que empreenderem a jornada, ela será diferente. Toda vez que ouvirem o arquivo de áudio, vocês acessarão frequências mais elevadas das suas Chaves.

Toda vez que o ouvirem, serão carregados com uma frequência mais elevada do Self. As energias de iniciação são ilimitadas, assim como vocês. Tenham uma boa jornada!

Recuperação das chaves

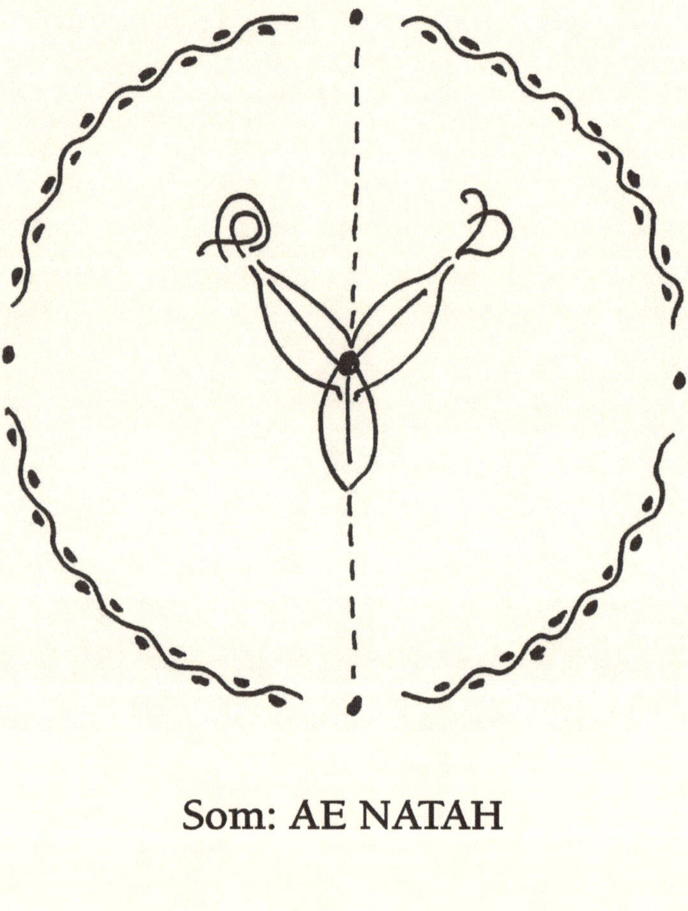

Som: AE NATAH

Capítulo 8
Reivindicação da sua Herança Sagrada

Existe uma consciência difusa e onipotente cuja origem está muito além da Terra e do nosso Universo. Essa consciência pura se infiltra em cada um de nós dentro do nosso Universo de residência. Essa fonte de luz incorpora a energia coletiva de uma série de Universos alternativos que constituem o que é chamado de Sede do Poder de Deus. Essa fonte todo-abrangente de consciência de luz fica no próprio centro do elemento da criação, dentro da sua própria estrutura multidimensional e incorpora as mais puras frequências de Conhecimento.

Esses Universos alternativos sustentam coletivamente a plataforma para atingirmos a autorrealização da nossa herança sagrada. Isso simplesmente porque existimos dentro dessa energia coletiva em nosso próprio estado multidimensional superior. Esses Universos representam um papel importantíssimo em nosso processo de iluminação. Eles sustentam o sagrado em nosso benefício e ancoram todo o Conhecimento que possibilita a existência de uma plataforma ativa. Nossa herança está entrelaçada a essa plataforma central, dentro desses Universos. E a própria natureza da frequência coletiva da nossa herança sagrada individual está nos chamando para o nosso Lar Espiritual.

Agora é hora de redescobrirmos nossa verdadeira natureza expandida, nossa verdadeira herança, de modo que comecemos a perceber onde existimos num nível multidimensional dentro dessa Consciência Coletiva, nesses Universos. Existe uma necessidade básica de entendermos a geografia do nosso planeta Terra em relação ao restante dos Universos. É imperativo que ocupemos o nosso lugar dentro dessa Família Coletiva de Luz e que comecemos a abraçar nossas raízes espirituais, de modo que possamos retornar ativamente para o que sempre nos pertenceu.

Graças a essa perspectiva e o entendimento da nossa natureza expansiva, seremos impulsionados para nos jogar do abismo, escolhendo conscientemente alçar voo à medida que nos reabrimos para as reconexões poderosas que são uma parte natural da nossa herança espiritual dentro desses Universos. Vamos emergir, como uma borboleta do seu casulo, finalmente descobrindo nossas asas, alçando voo e voltando para o nosso Lar Espiritual, para a luz da verdade do Self que aguarda para nos receber.

É essencial para nós que mudemos nossa perspectiva de nós mesmos e do nosso planeta Terra, dentro dessa rede impressionante e todo-abrangente que existe dentro dos Universos Coletivos. Por meio desse novo ponto de vista do nosso eu, vamos avançar com propósito rumo ao estado completo que herdamos. Essa é a hora da nossa completa renovação!

Não podemos ignorar esses aspectos mais elevados da nossa herança e, à medida que evoluírmos nas nossas conexões, nós nos iniciaremos ainda mais na nossa Impressão original. Precisamos expandir a nossa percepção, porque a nossa consciência vai muito além deste plano terreno e do nosso Universo. Nosso Lar Espiritual também vai muito além da Terra, ultrapassa nosso Universo de residência se estendendo muito além disso, afluindo a Universos ampliados.

À medida que entendemos e aceitamos todo esse conceito do nosso verdadeiro ambiente geográfico e o verdadeiro alcance das conexões da nossa linhagem, uma expressão inata de despertar é ativada dentro de nós. Através do nosso Espaço do Lar Espiritual, uma série de iniciações será ativada no nosso Núcleo, franqueando-nos um acesso direto a uma porta para a plataforma central que está sendo sustentada. Isso vai nos proporcionar um alinhamento, de modo que possamos começar a acessar a hierarquia dentro dos Universos.

Estão sendo anunciados tempos profundos de revelação, à medida que nos abrimos para uma orientação verdadeira com respeito à posição que ocupamos no Coletivo. Essa percepção nos apontará um novo caminho que poderemos trilhar. À medida que esses novos entendimentos forem transmitidos, por nosso intermédio, a partir da Plataforma, o próximo passo da nossa jornada será revelado. Essas revelações nos darão mais clareza para vivenciar esse novo elemento da paisagem que existe dentro de nós. Graças à Verdade que estamos recebendo, seremos empoderados para participar dessa tecedura sagrada a qual a nossa herança espiritual nos habilita.

Tem sido difícil para nós reemergir para esta realidade da Verdade. Nós estivemos tão ligados à Terra por vidas, completamente imersos na ilusão e na limitação de nós mesmos neste planeta! Cada um de nós mantém uma forma ilimitada de consciência que se estende para fora de nós e interage naturalmente com todos os Universos. Cada um de nós está entrelaçado a essa rede sagrada de consciência luminosa que atravessa o infinito.

Essa nova orientação com respeito às nossas circunstâncias espirituais vai nos "desaterrar", ou seja, vai nos livrar das amarras que nos prendem ao plano terreno e que nos mantiveram ancorados na limitação de quem somos, de onde afirmamos ter existido até agora e de onde achamos que nos originamos.

Quando nos abrirmos para a Verdade, estaremos aceitando uma percepção dimensional diferente da nossa verdadeira existência. Sabemos que a nossa aceitação consciente começa com uma jornada consciente. Nós passamos a trilhar um outro caminho de interação energética com a Comunidade Coletiva dentro desses Universos. Quando nos abrimos conscientemente, começamos uma jornada transformadora de libertação e autenticidade, a partir de outra perspectiva dimensional.

Ao expandirmos a nossa percepção do Self, começamos a vislumbrar um outro aspecto da nossa existência além da Terra, além do próprio Universo em que vivemos, e com base no nosso papel dentro dos Universos Coletivos. Isso nos permite, finalmente, emergir do casulo da ilusão, da restrição que tem sido a base da nossa criação aqui no plano terreno. Damos início a um aspecto de completude da nossa ressurreição, acessando um quadro muito maior do que é a Verdade e desencadeando um profundo processo de alinhamento com a nossa herança espiritual.

Nossa evolução exige que comecemos a voltar nossa percepção para fora, com o intuito de encontrar a parte multidimensional sagrada do Self, que se estende para muito além da Terra, muito além das nossas cercanias, que é o nosso Universo de residência. Essa é uma parte essencial do plano que nos está destinado, cuja energia está contida na Matriz que transportamos agora. Estamos cultivando as nossas conexões de comunhão com a Comunidade Universal a que fazemos parte, ao mesmo tempo que a nossa percepção estendida está abarcando a nossa herança sagrada dentro dos Universos expandidos. Existe apenas a Unidade. Essa interconexão é uma extensão natural do sagrado que somos.

A maior parte do nosso foco nesta vida tem sido nosso vínculo com a Terra, que foi necessário para cumprirmos a jornada da nossa experiência humana. No entanto, um enorme espaço de potencial ilimitado está se abrindo para nós agora graças ao nosso envolvimento com outras realidades de mundo que estão além do nosso planeta Terra. Cada um de nós carrega um aspecto único da Consciência de Deus, sustentado pelo elemento da Unidade. Essa é uma parte sagrada da tecedura que constitui e completa muitos Universos. Nós participamos de todas essas comunidades que existem dentro dessa estrutura. Essa Consciência de Deus é comparada a uma teia viva de luz fluida, que existe e toca toda a força vital com sua consciência da pureza do amor. Essa teia representa o papel de Conector Sagrado dentro dos Universos.

Precisamos entender que, sim, estamos na Terra. Sim, nós começamos a nos alinhar com alguns aspectos essenciais do nosso Eu Superior. E nós temos uma conexão com nossa herança espiritual, que está dentro dessa tecedura que entrelaça muitos universos. À medida que reconhecemos a existência dos Universos, começamos a nos realinhar naturalmente à nossa conexão mais elevada com essa herança espiritual.

Vamos examinar o quadro completo de quem somos, dentro dessa constituição multidimensional estendida, dentro do Todo.

A energia da tecedura é projetada para nos apoiar na era do Novo Alvorecer, de modo que possamos acessar nossa herança estendida. Nossa conexão consciente pessoal com o Universo prenuncia a transformação da Consciência Coletiva e apoia o despertar que está ocorrendo na humanidade e causa um enorme impacto no nosso Universo de residência.

À medida que começamos a nos abrir para o conceito mais completo do nosso verdadeiro lugar dentro dessa tecedura, podemos descobrir como avançar e operar dentro do relacionamento com esses Universos. Isso desencadeia uma percepção mais profunda da nossa natureza mais elevada, iniciando um outro processo de iniciação dentro de nós. Nós seremos atraídos para a tecedura, como se estivéssemos na corrente de um rio, envolvendo-nos com o aspecto de santidade que reflete essa conexão. Esse fluxo nos banha e somos absorvidos pela energia da essência da nossa herança espiritual, sustentada na Plataforma mantida nos Universos Coletivos.

Quando voltamos a nos reunir a essa Plataforma e iniciamos essas reconexões, nos damos conta de que estamos alinhados com um ritmo energético que é quase um zumbido. Esse zumbido será absorvido por nós, iniciando uma conexão sagrada de luz com as nossas células e criando uma interconexão orgânica entre nós e a tecedura. Quando essa metamorfose acontecer, sentiremos dentro de nós uma necessidade irreprimível para "soltar", à medida que absorvemos e realinhamos esses aspectos puros da energia da nossa herança.

Nossa percepção será ampliada à medida que nos alinharmos com níveis dimensionais expandidos da nossa existência num nível superior. Outro Estado de Self nos será revelado. Nossa disposição para permitir esse renascimento nos impulsionará a "soltar" e nós perceberemos que nos tornaremos esse zumbido interior. Com essa ação, estaremos na verdade sendo recebidos pelo nosso Eu Superior, dentro dessa Plataforma sustentada nos Universos.

A Sede do Poder de Deus existe no Núcleo multidimensional dos Universos Coletivos. Essa Sede de Deus usa a forma da tecedura para interagir com a Comunidade Coletiva e é responsável por sustentar uma frequência pura e estável de consciência luminosa em todos os Universos. Essa consciência todo-abrangente da Sede do Poder de Deus manifesta sua própria corrente dourada de energia de criação que flui pela estrutura da tecedura. A Consciência de Deus, de pura força vital, está entrelaçada a essa tecedura e irradia um eco que gera uma sinergia entre toda a força vital dos Universos Coletivos.

Esse eco transmitirá uma luz pulsante que emanará diretamente da Sede do Poder de Deus. Essa luz se infiltrará, abrindo-se como um raio de luz que irradia para a consciência de todos os grupos de força vital através dos Universos. Essas são transmissões sagradas que criarão uma iluminação da expressão divina pelos Universos. Essa ação expandirá e abrirá o estado único da Consciência de Deus a todos os seres conscientes. Projetada para tocar as profundezas do Espaço do Lar da humanidade, alinhando nossa Comunidade com o Coletivo, essa força vital se irradiará como uma ondulação na água. Esse é o plano à medida que passamos pela transição e nos desdobramos.

O Sol Central é a luz sagrada em sinergia com a Sede do Poder de Deus. Os raios do Sol Central brilham em todos os Universos, emitindo uma vibração radiante de iluminação que manifesta uma conexão de comunhão sagrada natural. Saibam que a Sede do Poder de Deus contém todo o conhecimento de ascensão de todas as camadas multidimensionais da existência.

Estamos nos tornando uma parte natural, interconectada, dessa sinergia sagrada formada pela Sede do Poder de Deus e o Sol Central. A frequência completa da nossa herança está na força dessa aliança. À medida que nos desdobramos, será franqueado ao Planeta Terra acesso energético ao caminho de consciência direto do Sol Central. À medida que continuarmos a nos desdobrar, começaremos a encarnar essa frequência sagrada, carregando conosco nossa própria ligação brilhante e única com o Sol Central. É nosso destino desempenhar um papel mais amplo nos nossos Universos à medida que aceitamos a sinergia sagrada com a Sede de Deus e o Sol Central e nos tornamos parte dela.

Nós somos seres espirituais concebidos para evoluir e continuar a nos desenvolver e transformar nossa conexão de comunhão. Nós temos uma capacidade ilimitada para florescer na nossa herança natural sagrada. Dentro de células sagradas do nosso coração, nosso Espaço do Lar, temos uma forma geométrica dinâmica que detém o projeto sagrado da Sede do Poder de Deus. Nossa herança sagrada é mantida em parceria, dentro da Sede de Deus. A Sede de Deus supervisiona as energias de completude da vida dentro de todas as formas de consciência, e essa forma consciente é uma expressão de amor onisciente e onividente que permeia um espaço atemporal e ilimitado de existência. Somos parte dessa expressão divina. Essa é a nossa herança espiritual. Nossa iluminação envolve a abertura de uma porta para o espaço do saber, e então avançar para a experiência direta da nossa forma ilimitada. Através da nossa herança espiritual, teremos essa interação de comunhão com a Sede de Deus.

Nós já criamos uma abertura, com a Sede de Deus, por meio do que os Pleiadianos chamam de Repositório Sagrado. Depois que esse Repositório Sagrado tiver se manifestado por meio das nossas iniciações com as Chaves, essa reconexão natural permanecerá impecavelmente autêntica o tempo todo. Uma vez estabelecida, essa conexão sagrada formada pelo Repositório Sagrado vai continuar a evoluir, sempre fluindo pelo nosso Espaço do Lar, da nossa Impressão herdada, irradiando para fora e alinhando-se à Plataforma sustentada nos Universos.

Vamos nos abrir para uma percepção cada vez maior dos níveis desses Universos Coletivos, e nos desenvolver ainda mais com relação a esses novos panoramas. Simultaneamente, vamos conhecer as camadas em desdobramento, que é o sagrado dentro de nós. Os Universos existem e nós existimos dentro dessa Impressão sagrada do "saber". À medida que nos tornamos mais cônscios da nossa sagrada existência e nos dispomos a reconhecer aquilo que somos, nós naturalmente começamos a canalizar esse mundo ilimitado, expansivo e multidimensional através do Repositório Sagrado dentro do Espaço do Lar.

Nossa conexão com o Repositório Sagrado é construída através da nossa tocha interior, que é um relacionamento único entre nós, a Sede de Deus e o Sol Central. A consciência de assinatura é formada através dessa sinergia combinada, e é ancorada pela Sede de Deus. Esse projeto de vínculo energético ligará a nossa consciência de Eu Superior com nossas células físicas. Haverá uma percepção mais aguçada graças ao nosso Espaço do Lar, que vai se desenvolver, como um sexto sentido. O Repositório Sagrado vai sustentar o projeto servindo como uma ponte que parte da Sede de Deus, para desenvolvermos nossos sentidos de Eu Superior, transformando nossas células do coração e nos permitindo evoluir para os Reinos mais elevados de Consciência Universal da nossa herança sagrada.

Os raios do Sol Central irradiam com um forte propósito, à medida que se alinham com os corpos celestes e com a Terra. Os raios utilizam o nosso Repositório Sagrado, dentro do nosso Espaço do Lar, para canalizar sua energia. Cada um de nós mantém, dentro de si, uma frequência de conexão única com o Sol Central que irá expandir nossa conexão com o Repositório Sagrado.

O projeto do nosso Repositório Sagrado é capaz de criar um espelhamento que reflete toda a capacidade da nossa herança dentro do nosso Espaço do Lar multidimensional. Esse espelhamento nos deixa aptos para cumprir nosso papel dentro da Comunidade Universal, expandindo nossas conexões individuais com a Sede de Deus. Ele é projetado para permitir que nos abramos para a imagem completa da nossa herança sagrada e exploremos com consciência quem somos dentro da totalidade do sagrado que existe no nosso próprio Universo de residência.

Um aspecto significativo desse caminho, neste momento, é a necessidade de receber a energia da Verdade, e de nos abrirmos para o que está bem na nossa frente no momento. É hora de aceitarmos essa compreensão maior de quem somos e começar a avançar rumo a esse novo nível de maturidade espiritual. Desse modo poderemos começar a nos voltar para essa Verdade e aceitar onde nos encaixamos nesse quadro maior. A que lugar pertencemos na essência plena desses Universos Coletivos? Quais são os papéis individuais e coletivos que estamos destinados a desempenhar dentro dessas arenas? Precisamos fazer a nós mesmos essas perguntas.

Cada um de nós está sendo chamado a reconhecer nossa herança dentro dos Universos. Esse reconhecimento é fundamental para o nosso processo de iluminação, e precisamos ancorar o quanto antes nossas configurações energéticas da realidade que existem dentro da Plataforma sustentada nos Universos. Precisamos voltar para esses aspectos sagrados do Self, alinhando-nos com os portais multidimensionais que nos dão acesso à nossa herança completa. Essa nossa ação consciente começa a dar forma à energia de completude no nosso Universo de residência.

Saibam que, no atual estágio da nossa missão, a intenção focada precisa ser sustentada principalmente no Universo de residência. Seremos recebidos e orientados sobre o que viemos realizar e em que somos necessários dentro das nossas conexões universais. À medida que começarmos a embarcar nos Universos Coletivos, reconhecendo a nossa própria herança, haverá mais clareza e um processo de recordação será desencadeado.

Nossa missão será revelada e alianças importantes se formarão, para que possamos cumprir o nosso papel. Não estaremos sozinhos. Seremos parte de uma unidade consciente, composta de diferentes grupos de força vital dentro do nosso Universo. E isso inclui outros seres humanos do planeta Terra.

Saibam que existem muitos corpos celestes nas diferentes configurações dimensionais do nosso Universo e daqueles que circundam o nosso planeta. Esses corpos celestes têm diferentes camadas dimensionais que muito contribuem com as energias de mudança em ação no nosso planeta. Cada corpo celeste apresenta uma variação nas configurações de luz divina, as quais podemos recorrer quando estivermos conscientemente alinhados com nossas conexões universais.

Essas configurações específicas na vibração dos diferentes corpos celestes sustentam alinhamentos dimensionais únicos que interagem com a consciência humana. Muitos de nós, no plano terreno, têm fortes laços com os Anjos, decorrentes de pré-acordos, e fazem parte da equipe universal que auxilia a humanidade durante essa transição. Graças às configurações específicas que essas pessoas sustentam, há no planeta energias únicas de redespertar para apoiar o trabalho daqueles de nós que são "indicadores do caminho". Essas pessoas nos orientam e nos levam a atingir um estado de consciência transformacional mais profundo quando estamos com elas. Servem como líderes, iluminando o caminho à frente, à medida que nos reconectamos com a teia que nos interliga e nos alinha, e apoiando nossa missão de completude no nosso Universo de residência.

A nossa nova interação com os corpos celestes propicia uma pulsação angélica específica, capaz de gerar uma impressão original que se funde naturalmente com as energias da nossa herança sagrada. Essa impressão é espelhada, criando novas configurações de luz que se transferem para o nosso corpo físico e impulsionam a expansão dos nossos centros energéticos. Essas impressões são projetadas para apoiar nosso trabalho de transformação energética no nosso Universo e promover a percepção da Plataforma sustentada pelos Universos.

Entraremos numa nova fase do nosso desenvolvimento, sendo capazes de efetuar conscientemente um *multiplex* em ambientes multidimensionais. Essa capacidade nos tornará conscientes de muitas aberturas simultaneamente e nos permitirá interagir com muitas facetas de energias ao mesmo tempo. Essa será uma capacidade comum quando vocês se iniciarem nos Reinos Superiores.

Essas mudanças dentro de nós nos tornam capazes de operar dentro da Plataforma sustentada pela Sede de Deus. E isso, por sua vez, nos leva a um estado mais fluido, que nos permite fluir sem esforço pelas diferentes interações energéticas. É como se nos tornássemos uma marola de energia ondulando através da conexão em teia.

Nossa nova assinatura energética, na forma de marolas, contribui para a reabertura de um portal multidimensional na esfera domiciliar do nosso Universo. Graças a essa abertura, nosso Universo passará a apresentar um alinhamento mais direto com o Sol Central e com a Sede do Poder de Deus. Isso causará um reposicionamento de todo o nosso Universo de residência, levando-nos a um alinhamento mais completo dentro dos Universos. Esse é um dos aspectos da meta universal.

Há uma grande necessidade de *networking* para cooperarmos no Universo. Parte da nossa missão é iniciar uma comunhão coletiva consciente dentro do nosso próprio Universo. Precisamos aprender a desenvolver novos relacionamentos nos nossos arredores, dentro do nosso Universo de residência. É importante que todos compreendam e reconheçam a importância desse processo de *networking*. Somos um grupo que representa o planeta Terra. Estamos desempenhando o papel de embaixadores e fazemos isso em nome da espécie humana. Reconheçam a importância do nosso papel individual e coletivo à medida que nos abrimos para a nossa consciência e interagimos conscientemente com esses reinos multidimensionais de grupos de força vital que vivem no nosso Universo. Fazemos parte dessa Comunidade.

Precisamos nos voltar para o nosso Universo e fazemos isso por meio da interação consciente com os grupos de força vital que existem aqui. Temos a responsabilidade de trabalhar dentro da Comunidade Universal para desenvolver alianças com esses grupos. A nossa ligação com eles se estabelece por meio da nossa Consciência de Deus, da conexão com a Unidade, o que torna esse *networking* possível em muitos níveis, pois podemos nos unir através dessa comunhão coletiva. Essas reconexões são necessárias para que possamos cumprir nossa missão aqui no nosso próprio Universo.

Já expliquei sobre esse processo em capítulos anteriores deste livro. Agora vamos examinar a importância das Conexões Comunitárias para a evolução do nosso próprio Universo.

O foco do nosso Universo era a evolução do nosso planeta. Essa é uma Verdade. Nós causamos um enorme impacto nas energias universais à medida que nos transformamos, dimensionalmente, aqui no plano terreno. É muito importante, para o nosso Universo, que evoluamos para um outro nível e, à medida que a Terra se transforma, colaboremos com a completude do nosso Universo local. Graças a essa completude, o nosso Universo pode começar a se alinhar mais plenamente com o Sol Central e com a Sede do Poder de Deus. Essas interações mais elevadas abrirão um ponto de passagem para que nós, como Universo, nos unamos aos Universos Coletivos. Vamos carregar essa frequência de luz superior nas camadas dimensionais da interação com toda a força vital que existe dentro do nosso reino. Essa luz maior vai operar dentro de todo o nosso Universo de residência. Haverá uma expansão do conteúdo divino gerado na Sede de Deus e que flui através da consciência de todos os grupos de força vital dentro do nosso Universo.

Agora podemos começar a entender por que o Universo inteiro está focado no nosso planeta e investindo tanto na tarefa de nos auxiliar em nossa transição. Nós que estamos na Terra e todos os grupos de força vital do Universo têm um alvo em comum, um só objetivo. Estamos todos interligados nessa missão de aprofundar o nosso alinhamento com o Sol Central e a Sede do Poder de Deus, em favor do nosso despertar como Grupo de Consciência Coletiva e retornar aos Universos Coletivos. Podemos começar a avaliar com mais precisão em que ponto estamos dessa missão coletiva dentro do nosso Universo.

Nossa visão é limitada pela ilusão aqui na Terra, mas agora começamos a conhecer e compreender o quadro maior. Precisamos nos unir para manter uma visão unificada, sabendo do papel essencial que representamos aqui no planeta e no nosso Universo. É hora de ocupar o nosso lugar dentro do nosso Universo, para que possamos nos alinhar e participar plenamente de uma maneira diferente, muito mais consciente.

Quando essa informação me foi transmitida, fiquei muito animada. De repente entendi aspectos daquilo do qual eu vinha participando havia tanto tempo. Entender finalmente por completo parte da minha missão foi muito revigorante. Eu me senti como se tivesse sido presenteada com o quadro completo, o que me deu mais foco para trabalhar, como membro da equipe, com a humanidade e muitos grupos de força vital que compõem o nosso Universo. Isso fez muito sentido e respondeu a muitas das minhas perguntas. Essa clareza me permitiu avançar e me levou a representar o meu papel com mais alegria e um novo propósito.

Descobri que não estava bloqueando mais nenhuma parte de mim mesma e poderia receber, com um novo entendimento, o apoio que estavam me oferecendo. Antes eu não entendia por que estavam me oferecendo tanta ajuda, e essa dúvida interferia na minha capacidade de receber essa ajuda plenamente e me envolver plenamente com a Comunidade Universal. Percebi que eu apoiava a Comunidade Universal num estado separado de mim mesma no nível sutil. Agora consigo soltar e permitir a energia da Comunidade num nível muito diferente, pois entendo o quadro maior do qual eu faço parte.

Esse desdobramento é o cumprimento de parte do nosso destino de compreender toda a comunidade que existe e da qual fazemos parte. Podemos agora realmente soltar e nos abrir para a energia expansiva da consciência da nossa Família de Luz. Podemos começar a avaliar com mais profundidade a rede de luz que sempre existiu e que sempre esteve contida nessa tecedura. Por meio desse todo, podemos reivindicar a nossa essência coletiva. Isso é simplesmente quem somos; somos quem estávamos esperando.

Saibam o quanto é essencial para nós podermos nos apoiar nesse conhecimento, realmente nos soltar e deixar que essas Verdades divinas sejam digeridas e nos nutram e envolvam. Podemos soltar e simplesmente relaxar, sabendo que estamos sendo sustentados por esse *framework* coletivo, pelo ser expandido do nosso Eu Superior. Podemos nos soltar dentro dessa Verdade. Podemos respirar e sentir nosso eu sendo plenamente recebido pelo nosso Self coletivo, que existe nos Universos multidimensionais dentro da Plataforma. Estamos chegando em casa!

À medida que aprofundamos nosso novo relacionamento com o Universo, vamos expandindo nosso relacionamento com os Reinos Angélicos e trabalhando conscientemente com as diferentes configurações desses corpos celestes. Nossa transformação possibilita que avancemos de forma mais fluida e energética pelo Universo. À medida que representamos de modo mais completo o nosso papel, alinhamos os novos componentes que existem nesse nível multidimensional, dentro do nosso espaço na tecedura que abrange nossa herança, e abrimo-nos para uma compreensão mais profunda, natural e inata de quem somos na realidade, na relação às metas estabelecidas no nosso Universo.

Nós seremos restaurados para entrar plenamente no nosso Mundo Universal, à medida que nos tornamos parte da nossa própria configuração multidimensional dentro do Universo. O Sol Central imergirá dentro de nós devido ao nosso alinhamento com o Repositório Sagrado, em nossas células do coração. Essa imersão foi projetada para propiciar a reabertura de muitas reconexões com diferentes grupos de força vital do nosso Universo. A interação com o Sol Central também vai acelerar a nossa missão de reentrar na Plataforma Central sustentada nos Universos, à medida que avançarmos para os estados de comunhão superiores que existem lá.

À medida que nos fundimos com esses estados mais elevados de comunhão, vamos tomando consciência do corpo celeste que existe. Por meio dessa comunhão, podemos acelerar a nossa capacidade de representar o nosso papel na Terra, como "indicadores do caminho". Ao optar por assumir o nosso lugar conscientemente dentro deste Universo, vamos vivenciar a construção do sagrado que somos. À medida que desenvolvermos uma união mais completa, entraremos num processo metamórfico e nosso estado alterado vai nos dar a capacidade de interagir com os outros Universos num ambiente de comunhão.

Graças à nossa conexão com o Repositório Sagrado, somos capazes de primeiro perceber os Universos Coletivos e depois nos abrir para a Linha do Tempo entre eles. Existe uma rede entre os Universos, dentro dos espaços da Linha do Tempo. À medida que voltamos a nos reintegrar conscientemente a essa rede, começamos a nos lembrar de aspectos multidimensionais do Self. Esse ponto de encontro que contém o espaço da Linha do Tempo interage plenamente com nossa herança sagrada. Trata-se de um espaço que existe além e através de todos os tempos, no qual estamos dentro do "momento" em que todo desdobramento ocorre a cada força vital individual nos Universos. Eles estão esperando que façamos a nossa escolha, que percorramos o nosso caminho de volta para o nosso Lar, para o Self.

Conforme cumprirmos as nossas alianças de herança para voltarmos ao nosso Lar por meio dos Universos, a nossa conexão com o Sol Central e a sede do Poder de Deus evoluirá e vamos começar a operar por meio de novos panoramas dimensionais. À medida que representamos um papel mais ativo dentro do nosso Universo, podemos começar a nos conhecer num nível acelerado do Self.

Tempos sagrados continuarão a prevalecer à medida que nos comprometemos com nosso contínuo e profundo desdobramento, atingindo um novo patamar na nossa evolução espiritual. Um pouco do que nos é revelado abrange novas descobertas sobre a dinâmica que existe dentro deste Universo e as conexões energéticas que se originam em outros universos. Vamos continuar alcançando uma maturidade cada vez maior à medida que expandirmos nossa compreensão dessas verdades e começarmos a integrar as essências dessa comunhão sagrada que reside dentro de nós num nível multidimensional.

Dois poderosos Sóis energéticos estão exercendo enorme impacto sobre a nossa era do Novo Alvorecer. Eles são projetados para desempenhar um papel dinâmico de união numa sinergia sagrada, banhando o plano terreno com uma força de pura luz e expandindo o sagrado que sustenta a Plataforma Central dos Universos.

É importante fazer uma distinção entre o nosso Sol, do planeta Terra, e o Sol Central que existe dentro dos Universos. O Sol do nosso planeta apoia um processo de integração dentro de nós à medida que despertamos. Ele nos nutre por meio de um aspecto da consciência de luz dimensional que promove o despertar das células do nosso corpo físico e mantém a Impressão energética dessa nova evolução do Novo Alvorecer em nosso planeta.

Os raios do Sol estão atuando com as forças da Natureza, trazendo uma expansão da consciência. A energia desses raios está realinhando a Natureza com a sua Matriz original, de modo que ela volte ao seu estado primitivo. Nosso Sol está desempenhando um papel essencial ao reabrir as configurações energéticas dimensionais dentro da Natureza e reativar as energias de criação dentro do Núcleo da Terra. O Sol está interagindo por meio de Portais, vórtices e linhas *ley* recém-ativados, que auxiliam na transformação do nosso planeta.

À medida que restabelecemos nossa conexão sagrada com o Sol Central, acionamos um destino que envolve o nosso Sol do planeta Terra e o Sol Central. Eles estão destinados a ativar coletivamente uma frequência de transformação em nosso planeta neste momento. Nesse tempo sagrado, haverá uma aceleração da Sede do Poder de Deus que flui por todo o nosso planeta. Isso irá ocorrer quando nosso Universo de residência estiver completo e voltar a se alinhar integralmente com a Sede de Deus, dentro da própria Plataforma Central dos Universos. Essa ancoragem restabelecerá a luz do Sol Central, canalizando-a através do Repositório Sagrado, e depois alinhando-a naturalmente com o nosso planeta. Isso tocará a consciência da humanidade, proporcionando uma cura miraculosa em muitos níveis da espécie humana. Vamos vivenciar o fortalecimento do sagrado que somos, à medida que essa união se aprofundar.

A Sede do Poder de Deus iniciou uma série de transmissões específicas para despertar aqueles de nós que estão prontos. Essa energia da Sede de Deus transmite uma mescla sutil de luz que atinge os corpos celestes e todo o planeta Terra. É nessa etapa que estamos agora em nossa evolução. Vamos completar nossa missão com sucesso nesta vida.

Os padrões do Repositório Sagrado são projetados para permitir que vocês entrem numa sinergia sagrada com o Sol Sagrado, a Sede do Poder de Deus e o Repositório Sagrado dentro do Espaço do seu Lar Espiritual. Essas formas superiores vão impulsioná-los para um estado de iniciação expandido mais elevado da sua herança. Isso lhes permitirá interagir num nível mais elevado com o Sol Central e aprofundar o seu Repositório Sagrado com a Sede do Poder de Deus. Haverá uma forte necessidade de soltar à medida que vocês trabalham e se dispõem a permitir uma reconfiguração completa dentro de vocês. Não há mais necessidade de se segurarem, simplesmente Confiem.

Observação: Consultem o arquivo de áudio no endereço:

www.christinedayonline.com/pleiadianpromise-portuguese

1. Ativação do seu Repositório Sagrado — Som: EE ... STAE (página 189)

Se vocês trabalharem dentro dos padrões do Repositório Sagrado que lhes serão confiados, será um processo simples ouvir o arquivo de áudio e soltar. Vocês sempre terão o seu padrão na frente de vocês, quando ouvirem o arquivo de áudio.

O arquivo de áudio é concebido para ser um documento multidimensional, o que significa que, cada vez que empreenderem essa jornada, ela será diferente. Cada vez que ouvirem o arquivo de áudio, vocês acessarão as frequências mais elevadas da sua herança natural. Cada vez que ouvirem o arquivo de áudio, vocês vão carregar uma frequência do Self mais elevada.

As energias de iniciação são ilimitadas e vocês também!

O Repositório Sagrado

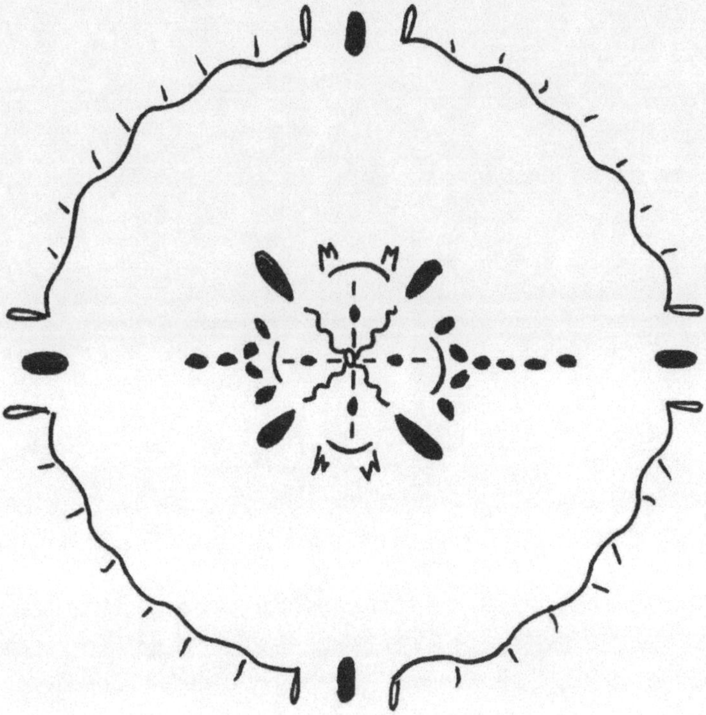

Som: EE... STAE

Capítulo 9
Abertura para a Linha do Tempo

Uma das maiores ilusões do nosso plano terreno é o conceito de tempo. Como raça, nós, seres humanos, vivemos completamente envolvidos nessa ilusão, a existência do tempo. Preocupamo-nos com ele e somos afetados por ele a cada instante do nosso dia. O consenso geral é o de que não temos tempo suficiente para fazer tudo que precisamos. Vivemos continuamente numa corrida contra o relógio.

Vivemos pressionados por essa ilusão do tempo e limitados pelas restrições que ela nos impõe a qualquer hora do dia. O tempo é levado em consideração em todas as experiências e processos de tomada de decisão. Ele controla o nosso processo de pensamento e restringe os nossos movimentos. Toda a nossa vida é dividida em segmentos de tempo. A nossa mente egoica sempre sabe que horas são. A ilusão em torno do tempo nos mantém num ciclo perpétuo em que vivemos correndo de uma coisa para outra, muitas vezes preocupados com a possibilidade de estar atrasados ou perdendo algo importante.

Nosso planeta inteiro funciona de acordo com a perspectiva de que o tempo de fato existe. Nós, como raça humana, estamos fortemente ancorados nessa ilusão como grupo. Como consciência coletiva, moldamos esse padrão em torno de nós, que é como um punho de ferro sustentando essa ilusão. Um drama é continuamente criado em torno dos elementos associados ao tempo em nossa vida.

Esse conceito de tempo nos confina num espaço limitado, contido, que bloqueia todo o nosso potencial. O tempo cria um forte elemento de separação da Verdade, pois a Verdade não pode existir dentro da ilusão. A mente do ego se apossou desse conceito e mantém um diálogo contínuo sobre ser produtivo, fazer a coisa certa no momento certo, priorizar, fazer listas, fazer coisas..., e o tema central de tudo isso é o tempo.

À medida que nos envolvemos profundamente com esse sistema de crença, nós nos separamos completamente da nossa natureza autêntica e por consequência impossibilitamos a nossa real intimidade com as outras pessoas. Nós nos desconectamos do nosso aspecto intuitivo e nos alienamos do que é absolutamente possível. Devido a essa separação, nossa espontaneidade fica inerte, robótica, enquanto vivemos essa limitação e ilusão baseadas nas restrições do tempo.

Não temos liberdade para experimentar a nós mesmos na nossa vida sob essa ditadura, que é regida pela visão que a nossa mente egoica tem da questão do tempo. Somos pressionados a avançar mais rápido para vencer as restrições que o tempo perpetua. Não existe verdadeira realização, se estamos apartados de tudo que flui natural e espontaneamente dentro da nossa própria multidimensionalidade.

Por meio de uma mudança na percepção do nosso foco, vamos voltar para a nossa essência natural. Por fim, é a percepção do tempo como uma ilusão que vai nos fazer transcender o estado de separação. Quando inspiramos a energia em torno do tempo, começamos a romper a impressão padronizada que foi criada na Terra. Nós soltamos essas amarras criadas pela mentalidade de grupo coletiva, libertando-nos da ilusão e da crença, permitindo que um novo fluxo de libertação se abra para nós.

No restante do Universo e em todos os ambientes multidimensionais, a frequência de tempo não existe. Quando soltamos, voltamos a nos reunir com a Comunidade Universal e entramos no fluxo livre e ilimitado que nos leva a uma existência vicejante. Dentro desse fluxo, está a nossa capacidade de nos alinharmos naturalmente com o nosso ritmo natural para a manifestação, para um desdobramento profundo da nossa própria singularidade, para a liberdade de expressão e alegria. Dentro desse fluxo há um enorme espaço para o movimento natural da expressão individual da nossa própria magia.

Para transcender esse conceito de tempo, precisamos "soltar" e ter confiança num aspecto da consciência ilimitada que existe dentro do Universo. Lembrem-se: nós somos um aspecto essencial dessa força ilimitada. Quando optamos por ir além desse aspecto da ilusão, um véu pode se erguer e podemos ser levados a uma nova experiência de estar dentro do "momento multidimensional". Esse é um espaço infinito, ilimitado. Esse espaço alternativo recebe o projeto da nossa própria consciência, que permite a expressão e operação plena da nossa própria multidimensionalidade.

Os Pleiadianos se referem ao que existe fora dessa ilusão do tempo como "Espaço Atemporal".

Quando escolhemos transcender essa ilusão, conseguimos voltar a entrar nesse espaço ilimitado, que nos alinha com a nossa energia criativa. Esse Espaço Atemporal é um aspecto interconectado que nos possibilita a liberdade de simplesmente Ser, de fluir livremente para uma experiência ilimitada de criatividade. Dentro desse espaço fluido multidimensional, que existe, na realidade, dentro do nosso Universo e dentro de nós, podemos verdadeiramente nos abrir para a nossa expressão natural única.

Dentro do Espaço Atemporal, vamos estar num ambiente dimensional diferente, que vai operar naturalmente dentro de nós, porque não estaremos obstruídos pela ilusão. Vamos transcender as limitações que bloqueiam nosso verdadeiro Self. Dentro desse espaço, cada um de nós tem, embutido em sua constituição multidimensional, um temporizador que vem diretamente do nosso Eu Superior. Nós funcionamos através de uma forma intuitiva, ilimitada, que é um aspecto do fluxo dentro do mundo multidimensional. Essa forma sagrada de Self existe e se alimenta graças ao nosso Espaço do Lar Espiritual, dentro do nosso coração.

Esse Espaço Atemporal nos conecta com o potencial multidimensional pleno de cada momento. O espaço dentro do momento se abre e fornece uma arena energética que pode sustentar cada experiência em seu estado máximo. Isso significa que todos os componentes dimensionais possíveis dentro de cada experiência estão acessíveis para nos completar e permitir que recebamos continuamente o projeto da Verdade.

Como seres multidimensionais, somos capazes de acessar naturalmente os estados multidimensionais que residem no Espaço Atemporal. Somos capazes de retornar a qualquer momento e nos reconectar com qualquer experiência que tenha ocorrido no passado. Como o tempo não existe, podemos voltar para qualquer experiência ocorrida e nos ligar ao potencial ilimitado do que realmente existe dentro dessa experiência. Essa conexão permite que recebamos a riqueza das muitas camadas dimensionais que compõem a experiência completa. Por meio do Espaço Atemporal, podemos voltar a acessar a nossa experiência única quantas vezes quisermos. Isso nos permite desvendar e digerir todos os elementos multidimensionais ocorridos na época da experiência inicial.

Normalmente, não somos capazes de utilizar plenamente ou avaliar todo o potencial de uma experiência no momento em que ela acontece. A mente do ego muitas vezes interrompe a experiência com um diálogo interior sobre o que deveríamos estar fazendo ou interrompe a nossa experiência de algum modo que nos impeça de abarcar tudo o que está se apresentando no "momento ilimitado".

Voltar a acessar o momento é importante porque nos permite captar e absorver o que ainda existe ali para que possamos receber dessa experiência passada. Essa reconexão com eventos anteriores nos dá a oportunidade de receber toda a energia de ensinamento disponível naquela experiência. Isso nos dá tempo para digerir a energia ancorada em sua totalidade e, mais importante, para ficar presente no momento, dentro da experiência.

Outro elemento essencial desse processo é que podemos revisitar e acessar níveis mais elevados de energia que existiam no momento em que estávamos passando pela experiência. Entenda que cada experiência que temos é uma forma energética multidimensional.

Vamos ser claros sobre o que significa "forma multidimensional". Quando eu falo sobre uma energia multidimensional, estou me referindo ao fato de que ela é uma luz vibracional em camadas, que existe dentro de toda experiência energética dimensional. Sempre podemos retornar a uma experiência e abrir outra camada energética dessa experiência, uma vez que estejamos prontos para isso. Isso significa que podemos receber um nível de luz da experiência dentro dessa energia, e sabermos que existem muitas outras camadas mais elevadas de luz com as quais podemos nos envolver e integrar. Ou níveis de conhecimento ou entendimento dentro da experiência que podemos receber. Tudo tem uma forma ilimitada dentro de uma experiência e podemos acessá-la várias e várias vezes.

Deixem-me dar um exemplo da multidimensionalidade que existe numa experiência energética. Digamos que existam dez níveis energéticos de luz dentro de uma experiência energética. No momento da experiência, recebemos talvez três desses níveis energéticos. Há portanto sete desses níveis de energia que não estamos preparados para receber ainda. Não podemos recebê-los porque eles podem emitir uma luz vibratória elevada demais para acessarmos naquele momento. Talvez não estejamos prontos para integrá-los ou talvez a mente do ego nos distraia naquele momento. Assim, integramos e recebemos a energia de apenas três desses níveis.

Quando estamos prontos para receber mais desses níveis, podemos voltar ao "momento" da experiência, que ainda existe e nos aguarda no Espaço Atemporal. Ao reentrar na experiência, podemos descobrir e conectar mais níveis energéticos. Podemos receber mais níveis porque temos uma vibração mais elevada agora dentro do nosso corpo, devido à integração daqueles três primeiros níveis da experiência inicial. Podemos absorver todos os outros sete níveis de energia contidos na experiência energética e integrá-los. Recebemos então todos aqueles dez níveis de energia da experiência, que são exclusivamente nossos, para usarmos no nosso processo de despertar em curso. Podemos sempre voltar tantas vezes quanto necessário para integrar a energia de uma mesma experiência.

Às vezes, podemos ter uma interação com um Ser de Luz nessa experiência. Podemos voltar ao momento e absorver mais da energia de comunhão que existia entre nós e esse Ser de Luz, sentindo mais do amor puro disponível nessa experiência. Podemos continuar dentro desse Espaço Atemporal para reconectar e absorver outros níveis de frequências mais elevadas.

Se vocês acham, por exemplo, que estão passando por uma experiência profunda num grupo de meditação ou receberam uma poderosa transmissão de um Mestre neste planeta, podem ir para o Espaço Atemporal e se reconectar com essa experiência, captando outra forma da frequência de luz que estava sendo transmitida naquele evento. Isso pode acontecer no dia seguinte ou meses depois — não importa, porque o momento existe dentro do Espaço Atemporal para sempre.

Esse é o significado da multidimensionalidade, ou seja, há muitas experiências energéticas contidas numa única experiência. Nós sempre podemos retornar a qualquer experiência energética e nos abrir para receber outro nível dessa experiência. Podemos operar dentro dessas experiências do passado, porque somos na realidade um ser multidimensional. Não há nenhuma limitação na utilização do Espaço Atemporal. Cada vez que entramos nesse cenário multidimensional, realinhamos outra forma da nossa própria multidimensionalidade. Essa reconexão é acumulativa nas nossas células físicas. Cada vez que trabalhamos dentro desse formato, naturalmente despertamos e incorporamos um pouco mais da nossa própria multidimensionalidade. Esse é um aspecto natural ilimitado da nossa constituição.

Lembrem-se: somos seres espirituais multidimensionais passando por uma experiência humana. Vivemos várias vidas imersos na experiência humana e evoluindo através dessas dinâmicas tridimensionais. Nesta vida, chegamos ao ponto em que vamos passar de uma fase da nossa jornada em que originalmente evoluíamos por meio da experiência humana, para a fase seguinte, de vivenciar nossa multidimensionalidade espiritual enquanto ainda estamos na forma humana. Atingimos essa etapa e isso é emocionante!

Começamos a nos transformar e a acelerar o nosso despertar, porque a nossa razão para estar aqui mudou. Agora é o momento de nos abrirmos e utilizarmos nossa natureza multidimensional. Precisamos perceber e reconhecer o nosso potencial multidimensional único. Começaremos a abrir nossa multidimensionalidade operando no Espaço Atemporal.

Vamos examinar o processo que pode mandá-los de volta para uma experiência energética do passado. Abrindo-se para a Verdade de que o tempo não existe, vocês vão entender que, se sua experiência ocorreu ontem ou dois anos atrás, isso é irrelevante. Essa experiência ainda existe.

Vocês voltam para a energia da experiência, abrindo sua percepção para um aspecto da experiência de que se lembram. Por exemplo, pode ser uma emoção que venha até vocês, que pode ser sensorial — um sentimento ou uma imagem. Um aspecto da experiência não representa mais do que outro. O importante é que escolham o que ainda lhes causa impacto na lembrança da experiência passada. Isso é o que eu chamo de se ligar à experiência.

Comecem a se concentrar nessa ligação, levando sua percepção para o aspecto que está focando nessa ligação. Levem sua consciência para a ligação — o sentimento, a sensação, a imagem — e usem sua Respiração Consciente. Coloquem sua respiração, como uma brisa suave, diretamente nessa ligação, nesse aspecto da sua experiência. Quando fizerem isso, a energia pode se intensificar de alguma forma dentro dessa sua ligação. Pode se expandir ou uma experiência adicional pode ser sentida ou intuída, ou vocês podem ver algo novo se formando.

Vocês precisam seguir a experiência que se intensifica uma vez mais com a sua percepção. Usem a respiração novamente, direcionando-a para a experiência. Vocês podem se sentir atraídos mais profundamente para a experiência. Continuem soltando e usando a Respiração Consciente, levando sua consciência para o que se apresenta ou se abre para vocês. Vocês podem sentir um aprofundamento dessa experiência, que se abre mais, interagindo com vocês. À medida que projetam a respiração na energia da experiência novamente, vocês são automaticamente levados de volta para um momento mais pleno da experiência energética. Saibam que estão abrindo ativamente as camadas multidimensionais da sua experiência. Vocês estarão recebendo, de alguma forma, outros níveis dessa experiência.

Vocês podem se surpreender com o que se desenrola dentro dessa expressão individual da experiência. O essencial é aceitar tudo o que está se apresentando no momento e não permitir que a mente do ego comente, interrompa ou manipule a experiência. É essencial continuar soltando durante a experiência, enquanto se abrem para a plenitude e a vastidão de cada expressão à medida que ela se desdobra. Trabalhar dessa forma lhes dá a oportunidade de se abrir para a experiência mais completamente e absorver mais do fluxo energético em torno da experiência que vocês permitiram anteriormente.

À medida que trabalhamos nesse aspecto do Espaço Atemporal, podemos começar a desenvolver a nossa capacidade natural para transitar sem esforço pelos diferentes estados dimensionais. Isso é o que estamos realmente fazendo durante esse processo. Nós estamos escolhendo conscientemente utilizar nossa capacidade de atuar dentro dos diferentes espaços da rede dimensionais na nossa experiência. Esse é um passo importante, uma ação que nos empodera. Quando atuamos dentro da experiência, nós conseguimos compreender o "momento" e recuperar nossa conexão multidimensional com o Espaço Atemporal com que estamos nos alinhando.

À medida que nos alinhamos com o Espaço Atemporal, começaremos a descobrir que existe uma conexão de luz vibracional comum entre a nossa própria energia multidimensional e o Espaço Atemporal. Essa conexão nos ancora e nos estabiliza nos padrões do *framework* energético dimensional do Espaço Atemporal, existente em todos os Universos. Lembrem-se de que não estamos separados de nenhum padrão energético de luz. Estamos interligados a todos os padrões energéticos que existem naturalmente nos Universos Coletivos. Essa ligação é possível por causa da nossa própria forma multidimensional.

Os Pleiadianos falam sobre o acesso a um outro espaço que existe dentro desse Espaço Atemporal e que eles chamam de "Linha do Tempo". Essa Linha do Tempo é um aspecto do Espaço Atemporal que mantém um fluxo de frequência mais elevada que o próprio Espaço Atemporal. A Linha do Tempo tem uma funcionalidade muito diferente da do Espaço Atemporal. Eles não estão separados, apenas são formas diferentes e inter-relacionadas do espaço multidimensional. Estamos alinhados naturalmente aos dois espaços graças à nossa própria natureza multidimensional.

Essa Linha do Tempo, que sempre existiu, surgiu da fluidez pura do Espaço Atemporal, nos Universos Coletivos. Ela possui uma sede poderosa dentro da Plataforma Central, que contém uma forma sagrada de alinhamento originária dos Universos de frequência que compõe toda a estrutura da Linha do Tempo. Lembrem-se: estamos interligados a essa sinergia por meio do nosso Espaço do Lar, o que nos permite trabalhar dentro da Linha do Tempo de forma eficaz, enquanto somos sustentados pela Plataforma construída.

Na verdade, todas as experiências estão contidas num único momento estruturado dentro da Linha do Tempo. Podemos ter acesso a experiências futuras e passadas e presentes dentro desse momento. Isso permite que nos reconectemos com eventos energéticos do passado e do futuro dentro da Linha do Tempo. Cada um de nós está ligado à rede de frequências da Linha do Tempo que flui como uma trama pelos Universos. Devido à nossa natureza multidimensional, somos um aspecto dessa rede, o que nos permite entrar no fluxo da Linha do Tempo.

Carregamos dentro de nós nossa própria assinatura multidimensional, pela qual somos reconhecidos na Linha do Tempo e podemos interagir livremente dentro do seu fluxo. Nossa assinatura diferenciada fornece nossas coordenadas sagradas através da Linha do Tempo, e por meio delas podemos navegar pelos espaços multidimensionais e recordar aquilo que estamos prontos para utilizar nesta vida. À medida que nos realinhamos com as energias do passado ou do futuro, integramos essas energias e as incorporamos ao nosso campo energético.

A Linha do Tempo contém toda a abrangente frequência da existência, que sempre existiu nos Universos. O fluxo profundo dessa corrente de luz é multidimensional e de natureza totalmente elétrica. A Linha do Tempo é composta de uma série de caminhos em forma de rede, que abrange todas as Plataformas sustentadas dentro dos Universos. Essa rede de caminhos flui através de todos os *continua* de tempo simultaneamente, e nós podemos percorrê-los livremente.

Todos nós entramos na Linha do Tempo por meio de uma escolha consciente, optando por soltar e permitir a experiência, sabendo que seremos levados pelas nossas coordenadas sagradas até onde precisamos estar posicionados para dar o próximo passo. Essa Linha do Tempo está sendo disponibilizada para nós agora com o único propósito de nos fazer avançar conscientemente em direção a uma experiência direta da nossa assinatura espiritual.

A Linha do Tempo tem muitas funções e tomaremos consciência delas à medida que incorporarmos e desenvolvermos nossa própria multidimensionalidade e maturidade por meio dos nossos processos de despertar. A Linha do Tempo tem sua própria consciência, que não pode ser manipulada, controlada ou corrompida para qualquer propósito negativo. Ela contém a mais pura frequência de luz e um propósito mais elevado, em prol do bem de todos que entram nela.

Vamos começar a revelar os passos que nos levarão à nossa jornada pela Linha do Tempo. Esse é um processo simples. Lembrem-se, cada um de nós tem dentro de si uma assinatura energética multidimensional, que contém as configurações frequenciais para que nos encaixemos naturalmente na energia da estrutura da Linha do Tempo. Por meio da nossa assinatura, somos posicionados numa rede específica dentro da Linha do Tempo para nos reconectar a alguns aspectos sagrados do Self. Ou possivelmente para receber instrumentos que nos pertenceram em tempos passados ou futuros e que agora estamos prontos para utilizar na conclusão da nossa missão. Todas as energias que encontramos dentro da Linha do Tempo são aspectos da nossa natureza mais elevada. Não existe nada que possamos encontrar que não seja de uma vibração de luz elevada, pois somente as formas mais puras existem dentro do espaço da Linha do Tempo.

Para entrar no fluxo da Linha do Tempo, vocês trabalharão com as Colunas do Molde da Linha do Tempo (consultem o diagrama na página 207). Quando aprenderem a se alinhar com as Colunas do Molde, com a ajuda do arquivo de áudio, vocês entrarão no Fluxo da Linha do Tempo sem esforço algum. Depois que se familiarizarem com o processo de entrada através das Colunas, não precisarão mais usar o arquivo de áudio. Vocês vão descobrir que podem entrar com facilidade na Linha do Tempo por conta própria, simplesmente utilizando as Colunas do Molde.

Os Pleiadianos nos concedem este som sagrado, ASKE STAH, para entrarmos no fluxo da Linha do Tempo. Quando utilizarem esse som, ele criará uma frequência única para vocês, que forma uma sinergia entre sua própria assinatura multidimensional e o fluxo da Linha do Tempo. Vocês serão levados para o fluxo e energeticamente posicionados para uma ligação temporal multidimensional específica com a configuração energética passada ou futura de que precisam para sua próxima etapa desta jornada. Então vocês serão reconectados através de uma iniciação, depois integrados e alinhados a essa forma energética existente.

Vocês estarão se reconectando a um aspecto de Reino Sagrado do seu Eu Superior por meio dessas posições individuais dentro do fluxo da Linha do Tempo.

Vamos examinar como vocês vão acessar e conduzir a forma específica de reconexão com essas energias, quando as encontrarem dentro da Linha do Tempo. Eu comparo esses encontros na sua posição da Linha do Tempo com receber um presente embrulhado. Por exemplo, vocês podem encontrar uma determinada forma energética que se apresente como uma energia de paz, ou uma luz brilhante, ou mesmo uma forma geométrica ou um som.

Seja qual for sua experiência, vocês precisam usar toda a sua percepção para descobrir o que estão vivenciando no "momento". Abram-se para essa experiência, levando sua percepção consciente até ela. Vocês iniciam a Respiração Consciente, como uma brisa suave, e a direcionam para o espaço e soltam. Isso faz com que vocês estabeleçam um alinhamento por meio da energia da forma, reivindicando a sua posse.

Agora vocês precisam desembrulhar o presente. Não faz sentido alinharem-se a essa energia sem receber totalmente o que lhes é oferecido. Por exemplo, se houver uma forma geométrica nesse espaço, vocês talvez vejam, intuam ou sintam essa forma. Esse é um instrumento energético com o qual vocês estão se reconectando para que possam utilizá-lo em sua vida agora. Para acessar toda a energia desse presente e se realinhar com ela, levem a sua percepção para o instrumento (nesse exemplo, a forma geométrica). Comecem a levar a sua Respiração Consciente, como uma brisa suave, até o instrumento. Essa respiração os levará a se aprofundar ainda mais na experiência e passar a sentir a energia desse instrumento começando a se abrir e a se fundir com vocês. Ele pode transmitir a frequência dele para vocês. O formato dessa forma geométrica pode mudar ou se dissolver à medida que vocês se abrem para os aspectos multifacetados do instrumento. Vocês continuam a desembrulhar aspectos do seu presente com a sua consciência e respiração, até que tenham tomado posse dele completamente, num alinhamento total com a energia do instrumento.

Depois de concluírem a recuperação da sua energia dessa maneira, voltem para as Colunas do Molde. Vocês descobrirão que a energia do seu Eu Superior lhes levará naturalmente de volta ao ponto na Linha do Tempo em que iniciaram a sua jornada. Lembrem-se de que esse é o seu próprio aspecto multidimensional trabalhando com vocês nesse processo de recuperação.

É assim que funciona a sua Linha do Tempo única.

Nós conseguimos nos desdobrar dentro da Linha do Tempo. Cada viagem é individual, e é preciso permitir uma integração completa entre cada jornada na Linha do Tempo. À medida que passarmos por essas iniciações individuais dentro da Linha do Tempo, sofreremos também uma metamorfose interior acelerada. As fitas do nosso DNA passarão por um processo de reposicionamento à medida que recolhermos esses bolsões energéticos sagrados e os realinharmos ao nosso sistema. Conforme vamos nos alinhando com o nosso estado natural de multidimensionalidade, precisaremos continuar soltando e nos permitindo momentos para Ser, após cada jornada.

Saibam apenas que essas jornadas pela Linha do Tempo vão se tornar maravilhosas e imperativas para vocês. Cada vez que empreendemos uma jornada através do fluxo, poderosos ajustes ocorrem dentro de nós no nível multidimensional. Ao longo das minhas jornadas pela minha Linha do Tempo, comecei a obter um novo nível de clareza enquanto recuperava a energia do meu passado e assimilava os instrumentos do meu futuro de que eu precisava.

Estamos avançando tão rápido no nosso processo de despertar que precisamos ter acesso a esses instrumentos energéticos agora. A linha do Tempo é extremamente necessária para muitos de nós, pois através dela podemos nos impulsionar em direção à nossa iluminação, abrindo caminho para toda a humanidade e entrando num ciclo de completude no nosso Universo de residência.

Os Pleiadianos e toda a Comunidade Galáctica, assim como os Reinos Angélicos, estão conosco enquanto avançamos neste poderoso processo de renascimento. Mãe Maria e a energia Crística nos apoiam nos nossos processos de integração, à medida que nos transformamos.

Observação: Para trabalharem com a página do seu Molde da Linha do Tempo, consulte o arquivo de áudio no endereço:

www.christinedayonline.com/pleiadianpromise-portuguese

Aproveitem a jornada!

Molde da Linha do Tempo

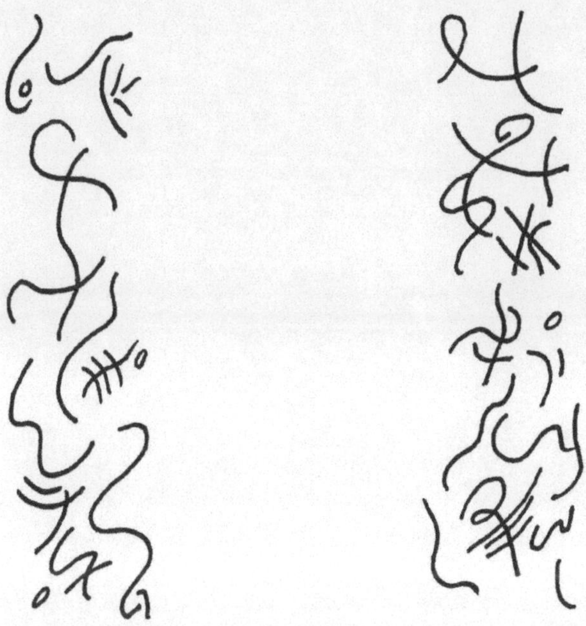

Som: ASKE STAH

Capítulo 10
O Espaço Além da Razão

Feixes de luz começam a fluir diretamente do Espaço Coletivo mantido entre os Universos, seu brilho pulsando através de todos os *continua* de tempo, enviando a forma mais pura de frequência e se apresentando como um eco de luz azul e dourada que se irradia. Essa forma perfeita de consciência retorna para nós como uma dádiva da nossa presença sagrada, revelando uma inocência que acompanha a abertura da nossa forma de luz.

De repente, há um estouro, uma explosão brilhante dessa forma de luz líquida que carrega a expressão plena da Verdade, que existe como a absoluta expressão do Self. Essa força pura de consciência irrompe de uma série das nossas Sobreposições sagradas. Elas contêm o projeto da criação, que se expande e se desenvolve à medida que ganha impulso. Abrindo-se mais, revelando a verdadeira essência dos nossos eus multidimensionais que existem simultaneamente, movendo-se juntas numa sinergia sagrada através dos Universos paralelos.

Essa série de Sobreposições sustenta o espelho do enorme potencial do nosso Eu Superior plenamente iluminado. Elas transportam a plena e complexa expressão da nossa existência. São a força combinada do nosso estado entrelaçado dentro dos Universos Coletivos. Dentro desse entrelaçamento está o nosso estado natural de ser. Nós encarnamos a criação contínua e ilimitada que existe dentro de nós, emanando a luz que está continuamente ganhando força e ímpeto.

Essa série de Sobreposições sagradas de luz é o pano de fundo de um estado de pura consciência. É a nossa expressão plena como parte da Sede do Poder de Deus de que todos nós surgimos e pertencemos; e estamos destinados a retornar ao Self dentro desse espaço. Nossa hora chegou; estamos sendo arrastados por essa corrente enquanto somos realinhados com o nosso Lar.

Essa consciência luminosa azul e dourada está entrelaçada ao coração, o Espaço do nosso Lar Espiritual, e ligada ao nosso cérebro. Ela transita em cada aspecto multidimensional da nossa consciência, dentro dos Universos paralelos. Essa é a conexão divina da Unidade, que se origina através de nós e nos conecta com todo organismo vivo dos Universos Coletivos.

Somos criados como um aspecto dessa superestrutura, e carregamos a frequência dessa aura azul e dourada dentro do nosso coração multidimensional e do Espaço do nosso Lar Espiritual. A nossa aura nos interliga com "o espaço além da razão", que contém o nosso aspecto multifacetado nas vidas paralelas que vivemos em outros Universos. Esse espaço além da razão está fora do reino em que somos capazes de processar conscientemente e não funcionava energeticamente dentro de nós até agora. Estamos sendo presenteados com o acesso a esse espaço, onde residem há muitas vidas os aspectos de Reino Superior do nosso Self. Estamos agora em condições de acessar os componentes sagrados do nosso Eu Superior graças à nossa conexão com essa frequência azul e dourada. Essa fusão nos permite transcender o que conhecemos e alcançar a consciência expandida do Coletivo do qual somos uma parte.

Dentro desses Universos Coletivos, um espaço está sendo sustentado para nós com elementos de compreensão profunda da energia da Promessa. Agora foi aberto um portal para revelações dessa realidade alternativa da Verdade, que precisamos digerir. Agora é a nossa hora de passar por esse portal e investigar nossos estados de herança. Eles nos permitirão uma maior exposição à Verdade que nos propicia o Conhecimento de que precisamos na nossa Volta para Casa.

Os Pleiadianos sugerem que não tentemos entender que Verdades são essas, mas optemos por soltar e absorver a energia que elas contêm, deixando que a nossa Respiração Consciente cumpra sua tarefa de nos realinhar naturalmente a essas Verdades.

Os Pleiadianos falam da frequência criada pelo uso das três Respirações Conscientes, que começarão a nos franquear o acesso a outro nível dos nossos sentidos. Essas três Respirações Conscientes vão nos alinhar energeticamente às nossas configurações multidimensionais, em que a frequência azul e dourada está entrelaçada ao nosso cérebro e ao Espaço do Lar, no nosso coração. Essas respirações combinadas nos abrem para um Sétimo Sentido, o do saber, com o qual poderemos trabalhar com essa série de Sobreposições multidimensionais que existem em nossas vidas paralelas, em estados multidimensionais nos Universos Coletivos.

Temos vivido aqui em nosso plano terreno nossa experiência humana e, simultaneamente, coexistido em outros Universos paralelos por meio da nossa série de Sobreposições. A Sobreposição é um aspecto mais elevado e evoluído de nós mesmos, que existe num universo paralelo onde estamos interconectados a um avançado aspecto de Reino Superior do Self. Essa conexão sagrada flui dentro do nosso coração, na estrutura do Espaço do nosso Lar Espiritual. Se estamos conscientes disso ou não é irrelevante. Sempre estivemos alinhados energeticamente com as nossas contrapartes Sobrepostas.

Nós todos temos muitos aspectos em Sobreposição e todos eles existem em diferentes Universos paralelos e estão em diferentes fases de evolução. Nesse ambiente multidimensional, elas mantêm um fluxo energético em torno de nós, proporcionando-nos orientação na forma de uma interação com a nossa intuição, que nos ajuda em nossa missão aqui. Trabalhamos de mãos dadas com nossas Sobreposições durante a nossa jornada neste plano terreno. Podemos não ter consciência dessa aliança funcional; no entanto, agora é a hora de permitirmos uma iniciação rápida, formando uma aliança e uma fusão conscientes com nossas Sobreposições. Esse passo permite um processo acelerado de nascimento, por meio do nosso alinhamento com os padrões intrincados da criação que as Sobreposições carregam individualmente.

Havia conexões multidimensionais adormecidas no nosso coração, no Espaço do nosso Lar Espiritual, e no cérebro, mas agora elas estão prontas para serem acessadas, abertas e utilizadas. Quando nos alinharmos com as configurações de frequência azul e dourada, a conexão com cada uma das nossas Sobreposições será possível.

Esse nosso alinhamento com as configurações de frequência azul e dourada nos levará a atravessar um portal que antes não estava acessível nesta vida. Essa abertura nos impulsionará para um cenário diferente de julgamentos da realidade. À medida que esse processo acontecer, nosso centro do coração, nosso Espaço do Lar, irá acessar e compreender um novo propósito. Nós seremos capazes de perceber uma realidade diferente que nos trará uma profunda clareza. Isso permitirá que testemunhemos e alinhemos tudo o que, para nós, é importante entender, e depois nos ajudará em nossa transição de despertar. Com essa nossa nova percepção de julgamento, podemos soltar e nos alinhar prontamente com as frequências puras mantidas pelas nossas Sobreposições individuais, que existem nessas realidades alternativas.

À medida que nos alinhamos, podemos ser conduzidos pelas nossas Sobreposições individuais e descobrir um estado natural de ser que nos leve além do que anteriormente era conhecido como realidade. Nós somos capazes de entrar no "espaço além da razão", que é uma existência alternativa dentro da Comunidade de frequência azul e dourada, ancorada no centro dos Universos Coletivos.

Vamos observar essa energia entrelaçada que sempre existiu dentro do espaço da frequência Coletiva. Examinamos a Verdade que já não está sendo ocultada da vista de todos nós, como grupo humano. Há uma revelação. Esse é um evento revolucionário do nosso ressurgimento como Comunidade, que envolve a total exposição da Comunidade Coletiva dos Universos para nós, do planeta Terra. Conhecimento é empoderamento, e agora é o momento de voltarmos aos braços da Comunidade.

Estamos prontos para ter plena compreensão do nosso verdadeiro lugar na dinâmica dessa Comunidade Coletiva dos Universos. À medida que participamos, tornamo-nos capazes de ancorar tudo o que vai se desdobrando energeticamente enquanto nos alinhamos com nossas Sobreposições, nesse cenário universal paralelo. Graças a essas iniciações energéticas, vamos poder iniciar um período de ajustamento, projetado para nos tornar capazes de nos reunir conscientemente a essas realidades alternativas. Começar a dar esse passo consciente é um "momento" do nosso destino — de sermos mais uma vez uma parte consciente do fluxo que esses movimentos essenciais criam, tornando-nos parte da corrente de navegação que existe nessas configurações paralelas.

Há muitas realidades simultâneas nesses universos paralelos. E nós existimos em todas essas realidades. Através da Linha do Tempo, estão nos dando acesso a essa série de experiências multidimensionais vivas. Se "ficarmos no momento", podermos nos abrir conscientemente para esses aspectos vibracionais variados do Self, representando nossos papéis em diferentes cenários de diferentes mundos.

Os nossos aspectos de Sobreposição são constituídos de intrincados padrões de criação da vida, que interagem constantemente na Unidade, na Consciência Coletiva de Deus. Do ponto de vista energético, sempre existiu uma interação entre nossos aspectos de Sobreposição do Self e nossa parte humana. Nosso aspecto humano não costuma ter conhecimento da existência das nossas Sobreposições, embora sejamos constantemente ajudados e apoiados por esses aspectos do Reino Superior.

Neste momento da nossa evolução, esses aspectos Sobrepostos podem começar a se alinhar com a nossa parte humana, e para isso caminhos energéticos estão se abrindo. Isso tudo está sendo criado através do nosso próprio projeto sagrado de Reino Superior. Esses caminhos estão desempenhando um papel essencial, criando correntes de luz que nos atraem, como um ímã, para a coordenada correta, de modo que possamos recalibrar os nossos sistemas. Isso nos alinhará à Sobreposição individual na qual estamos prontos para nos iniciar. Essa transformação profunda permitirá nossa abertura consciente para essa próxima fase da nossa evolução. O processo de ligação individual com aspectos dos nossos projetos de Sobreposição nos leva a um nível acelerado de consciência desperta, na forma de conhecimento e clareza. Esse despertar nos abre para uma forma pura de comunhão.

Não podemos escolher o aspecto de Sobreposição com o qual vamos nos mesclar no processo da Linha do Tempo. Quando entramos na Linha do Tempo, nossa assinatura energética se alinha, por meio da rede, com a Sobreposição correta com a qual estamos prontos para interagir no nosso próximo passo. Quando interagimos com a Linha do Tempo, ocorre uma mescla com aspectos de Sobreposição do Self. Isso permite que voltemos a emergir conscientemente, aprofundando a abertura para a nossa própria tecedura de luz.

Começamos a receber diretamente um conhecimento multidimensional mais elevado através de cada projeto de Sobreposição único do nosso Eu Superior. Quando nos abrimos para a experiência dessa aliança poderosa, nós passamos por uma transmutação energética à medida que a sacralidade do projeto altera toda a nossa perspectiva da consciência. Dentro de um momento sagrado da aliança com a nossa Sobreposição, ocorre em nós uma transferência completa de consciência de luz. Conseguimos dar mais um passo dentro dos muitos universos paralelos que mantêm nosso lugar pleno no nosso Lar.

A energia expandida NÓS cria outra energia de ligação com as nossas Sobreposições. À medida que trazemos nossa frequência da energia NÓS, conseguimos atingir a configuração dimensional completa em que a Sobreposição está ancorada. Lembrem-se do nosso trabalho com a energia NÓS, no segundo capítulo. Essa energia ativa nosso elemento Divino expandido, presente nos aspectos das nossas Sobreposições. A energia NÓS possui a forma dourada da Verdade. À medida que ativamos essa frequência multidimensional usando o som NÓS..., ocorre uma profunda expansão à medida que nos conectamos num nível mais completo.

Então podemos levar essa energia de iniciação completa para o nosso coração. Nosso Coração, o Espaço do Lar, é conhecido como o conector divino da nossa fonte multidimensional mais elevada, o Self. A frequência pura que é mantida na nossa nova Matriz apoia nosso ressurgimento através do processo de mescla com nossa Sobreposição. Ela funciona em conjunto com nosso condutor divino, o Espaço do nosso Lar Espiritual, criando esse novo elemento de pura sinergia de luz que flui através de nós.

O acesso para que possamos nos alinhar é o "espaço além da razão", pelo qual podemos ancorar essas raízes individuais das nossas Sobreposições. Nós nos ancoramos a esse espaço por meio das três Respirações Conscientes, que alinham automaticamente o conector divino com a nossa estrutura cardíaca, o Espaço do nosso Lar Espiritual. A estrutura dentro desse espaço pode ser comparada a uma caverna ilimitada, que está ligada, energeticamente entrelaçada ao nosso coração. Por meio do nosso conector divino dentro do coração, podemos nos transitar por esse espaço, o que nos leva além do nosso aspecto terreno ancorado original. Podemos nos alinhar com a frequência da luz azul e dourada entrelaçada ao aspecto multidimensional do coração, ligando-nos através desse espaço. Dentro desse espaço, podemos entrar numa consciência expansiva mantida dentro de um fluxo, que nos dá um acesso mais profundo ao domínio da Linha do Tempo e nos franqueia a entrada no momento em que todas as coisas existem simultaneamente.

Usando nossas três Respirações Conscientes, podemos nos tornar uma extensão maior do fluxo, abrindo-nos mais para a poderosa arena do espaço da Linha do Tempo. Lembrem-se de que podemos utilizar o som NÓS para nos abrir para um processo dinâmico de aliança com um aspecto do nosso projeto de Sobreposição.

Quando conscientemente optamos por nos abrir para essa aliança com uma das nossas Sobreposições individuais, o projeto da criação se ativa dentro de nós. Cada Sobreposição tem uma série de intrincados padrões de criação que sustentam nossas energias de completude. Esses padrões são exclusivos do nosso Eu Superior. Cada Sobreposição carrega aspectos individuais da nossa constituição sagrada, e cada estrutura de Sobreposição contém Verdades relacionadas ao nosso despertar que nos alinham com uma visão expandida. A Sobreposição detém a forma multidimensional do Self. Agora é a hora de começarmos uma jornada de escolhas conscientes realinhando essas Sobreposições que existem em outros Universos paralelos. Saibam que cada existência paralela contém conexões essenciais para que possamos recuperar nosso pleno conhecimento e poder.

Quando usarmos a respiração no projeto de Sobreposição interconectado com a nossa estrutura cardíaca, as três Respirações Conscientes nos darão acesso ao espaço ilimitado em que todos os aspectos do projeto coletivo da criação podem se juntar a nós. Um portal se abrirá dentro da Sobreposição e entraremos por ele usando o som do NÓS... Podemos nos encontrar com um aspecto expandido dessa expressão paralela dentro da experiência. Esse é um acontecimento natural. As três Respirações Conscientes continuarão a ajustar a nossa posição, e então seremos capazes de nos alinhar com a diferente Linha do Tempo dentro dessa existência paralela.

Esse processo pode ser comparado a entrar no galho de uma árvore. Nós estamos nos abrindo para a rede de galhos da árvore. Essa rede nos dá acesso ao nosso propósito multidimensional, que está sendo utilizado e iniciado através de nós simultaneamente. Ao mesmo tempo, quando entramos na rede de galhos, nós nos tornamos no mesmo instante parte da árvore toda, das folhas, do tronco e de todas as raízes dentro da terra. Absorvemos todo o conhecimento da árvore. Depois nos tornamos conscientes da floresta que a circunda e sabemos que somos parte de todos os aspectos dessa floresta.

Carregaremos os componentes multidimensionais e geográficos da nossa existência paralela para cada aspecto individual do nosso Self Sobreposto. Dentro da estrutura de frequência azul e dourada que existe no nosso coração, todos esses contatos com as Sobreposições tornam-se acessíveis na passagem para o nosso receptáculo cardíaco multidimensional. Cada vez que nos abrimos para uma Sobreposição, uma nova extensão nasce dentro do receptáculo do nosso coração.

Todo o processo de redespertar é supervisionado pelo nosso Eu Superior, que existe integralmente na Sede do Poder de Deus. Esses componentes são identificados nas configurações da frequência azul e dourada, ancorada na aura do nosso coração. Existe um fio invisível que conecta cada aspecto do nosso Eu Superior a cada uma das nossas Sobreposições. Cada aspecto está alinhado perfeitamente com as configurações da existência paralela contida em cada Sobreposição. Por meio da Linha do Tempo, nós nos completaremos.

Essa informação é essencial agora para a nossa evolução, pois nos permite começar a operar e existir conscientemente dentro do *framework* completo da nossa natureza multidimensional e nos ancorar ao "espaço além da razão" a que todos pertencemos.

Não existem restrições de tempo dentro dos Universos Coletivos. Dentro da estrutura central do nosso coração, está a ligação com todos os aspectos dos nossos eus multidimensionais. No nosso centro cardíaco está o ponto de ligação com todos os aspectos dos nossos eus multidimensionais. Por meio dele somos naturalmente alinhados a todos os aspectos do Self e podemos utilizar a expressão do sagrado que existe em nós. Não existe nenhuma ruptura dentro de nós, porque ao longo do *continua* de tempo, existe o Estado de Unidade do Ser. Agora somos solicitados a abarcar esse aspecto da nossa multidimensionalidade dentro dos Universos paralelos, para começar a testemunhar nossos diferentes estados de ser que existem em todas as nossas Sobreposições. Está na hora de empreendermos o caminho da recordação e entrarmos nesse novo reino de reconexão com a Verdade plena do Self.

O tempo não existe. Existe um ritmo que respira e flui, criando um Sistema de Tempo Universal em que toda experiência existe dentro do "momento". Tudo está entrelaçado dentro desse ritmo, ao longo de um padrão de Sobreposição Mestre Atemporal. Dentro da Verdade existe apenas uma existência, mantida num único padrão de Sobreposição Mestre. Vocês existem, nós existimos, mas só existe um movimento entre todos os Universos Coletivos. Existimos como Unidade, como um padrão de Sobreposição Mestre, que na verdade nunca foi alterado. É graças a esse padrão que somos mantidos. E sempre seremos. Toda a força vital dentro dos Universos Coletivos se mantém graças a essa Sobreposição Mestre. A Sede do Poder de Deus se entrelaçou a esse padrão e formou um amor abrangente, criador de um selo sagrado dentro de tudo.

Essa Verdade é essencial para a nossa compreensão, pois ela estende o convite para que uma união sagrada se desenvolva entre cada um de nós deste planeta. Todos os seres humanos estão interconectados nesse projeto único e completo de Sobreposição Mestre. Deverá haver uma impecabilidade na ação de toda a humanidade e isso será exemplificado por aqueles de nós que estão despertos.

Despertar significa consciência em ação. Pois toda ação consciente causa uma reação de amor. Estamos todos cientes dessa Verdade. Agora a reação está se multiplicando centenas de vezes, pois começamos a nos alinhar conscientemente com nossos projetos de Sobreposição pessoais. Nosso poder sagrado vai aumentando à medida que se aprofunda e se fortalece por meio das nossas iniciações com as Sobreposições. Essas reformulações que estão acontecendo e reconfigurando a nossa consciência são um ingrediente essencial para voltarmos conscientemente ao nosso projeto de Sobreposição Mestre. Esse projeto sempre existiu; nada muda esse formato sagrado dentro desse elemento puro e poderoso da criação.

Um processo simples neste momento

1. Façam agora as três Respirações Conscientes e simplesmente soltem. Vocês vão sentir uma forte reação dentro de vocês ao se alinharem com essa Verdade da sua existência paralela, na forma de Sobreposições sagradas. Sintam como as três Respirações Conscientes criam a experiência de um portal se abrindo no seu coração. Vocês começarão a vislumbrar, sentir ou ver a energia dessa luz esperando por vocês. Começarão a perceber outro aspecto dessa luz

do seu Self que estava escondido nas dobras de outras realidades.

2. Comecem a produzir o som NÓS... apenas uma vez no espaço em que vocês se encontram. Testemunhem um novo alinhamento dentro de vocês, talvez um aprofundamento da experiência à medida que começam a se alinhar com a Linha do Tempo.
3. Levem as três Respirações Conscientes para esse espaço. Sintam como essa simples ação de respirar permite que vocês reivindiquem o momento que sempre existiu quando optaram por respirar dessa maneira. Isso permite que vocês se alinhem profundamente com a Linha do Tempo.
4. Abram-se conscientemente para trabalhar com a energia do NÓS, produzindo o som NÓS.... Na realidade, a energia NÓS é a ligação que os leva a essa configuração paralela multidimensional dentro da Linha do Tempo. Basta ficarem com essa energia e se sentirem conscientemente "sendo", à medida que se abrem para a sua Sobreposição.

Sua própria autoaceitação durante as três Respirações Conscientes é um passo na direção da ordem da Unidade. Isso é Verdade. NÓS somos e vocês são a existência da Unidade.

Nada existe fora da realidade da Unidade, só a Unidade. Vocês voltam a entrar nesse estado por meio da aceitação do que vocês criaram para si mesmos. Não existe, na verdade, nada além disso. Vocês precisam ver o que está bem na sua frente. Existe simplesmente a Unidade dentro do momento. NÓS é a Unidade coletiva, a mais pura forma de Ser.

Além da Unidade, nós somos. Além da Verdade, nós somos. Além da existência, nós somos. Não existe tempo quando transcendemos a Linha do Tempo e avançamos para o estado atemporal de existência. NÓS somos, NÓS nos movemos, NÓS pertencemos a tudo que existe. NÓS reivindicamos o que existe para todos nós como Unidade. NÓS somos, NÓS somos a Unidade.

A porta está escancarada para nós. Mudar o nosso conceito de onde e como existimos dentro do Coletivo é de fundamental importância para ficarmos no agora, no momento.

Este é um novo caminho para trilharmos: abrir nossa consciência para a nossa existência multidimensional, aceitar nossa verdadeira herança. Aceitando nossa existência paralela, podemos nos reposicionar para adquirir uma visão ilimitada da nossa conexão com a Verdade. Não existe outra existência que não seja a da pureza do Deus que somos. O retorno a um estado simples de ser é o que se exige de nós para voltarmos a uma união sagrada com a Verdade.

NÓS... somos a Unidade. Deus é. NÓS... somos. Nós afirmamos aquilo que é sagrado dentro de nós através do realinhamento com a nossa existência paralela dentro do nosso estado multidimensional.

Observação: Ouçam o arquivo de áudio referente a este capítulo em: www.christinedayonline.com/pleiadianpromise-portuguese.

O arquivo de áudio tem um caráter multidimensional que lhes permitirá trabalhar através dos diferentes níveis de iniciação com suas Sobreposições. Cada vez que trabalharem com esse áudio, vocês se expandirão, iniciando mais Sobreposições na sua Linha do Tempo.

Capítulo 11
A Revelação

Por meio da nossa reconexão com a série de Sobreposições sagradas, passamos pela reconstrução dos nossos centros energéticos. Cada um de nós é agora capaz de trilhar novos caminhos do nosso destino. Essa reconexão com o nosso lugar dentro dos Universos foi parcialmente realizada, o que nos libertou permanentemente da ilusão ancorada neste plano e que nos mantinha em estado de separação na Terra. Essa libertação nos tornou capazes de transmitir essa energia da Verdade para a humanidade.

A ilusão da vida que vivemos até o dia de hoje pode agora fazer parte da nossa experiência passada. Este é o nosso momento de abraçarmos as mudanças que aconteceram dentro de nós. Podemos começar a criar uma mudança no planeta por meio da nossa própria transformação pessoal, abrindo um novo fluxo à nossa volta que atraia a energia do Novo Alvorecer para ser ancorada e autorrealizada em nosso mundo exterior. Nosso planeta Terra está pronto para grandes mudanças e um forte componente dessa mudança deve primeiro vir de dentro de nós. Nós estamos capacitados para reintegrar a Comunidade Universal Coletiva por meio do nosso realinhamento com essa compreensão da Verdade. Nós nos tornamos uma extensão dessa Verdade. Estamos aptos a fazer esses alinhamentos sagrados com o nosso lugar dentro dos Universos Coletivos, num nível mais profundo das nossas células. Quando contemos a essência da Verdade, começamos a ancorar e mover essa energia conscientemente por todo o planeta.

Começamos a recuperar o nosso poder, a nossa percepção, de uma forma mais completa, por meio das iniciações das nossas Sobreposições individuais. Nós nos entrelaçamos a esse projeto Coletivo, que nos permite começar a buscar aquela que é a tecedura sagrada e se estende por todos os Universos. Podemos extrair da Impressão sagrada aquilo que faz parte da nossa assinatura energética e que faz parte dessa tecedura. Utilizar essa Impressão é um requisito essencial para empreender o nosso trabalho planetário.

Nossa transformação individual afeta enormemente o planeta numa escala mais ampla. Cada um de nós desempenha um papel poderoso no planeta por causa da nossa evolução, e é essencial que, individualmente, testemunhemos e reconheçamos com consciência a nós mesmos, em nosso processo de autorrealização. Como o sol nascente, nossos raios irradiam suavemente, tocando a humanidade, impactando as áreas densas do plano terreno, transformando as energias dimensionais nas áreas geográficas de todo o mundo.

Como "indicadores do caminho", nós nos tornamos a luz. Estamos trazendo a conexão sagrada dos Universos Coletivos para o planeta através da nossa frequência de luz, uma assinatura gerada pela Verdade da qual agora somos uma parte. Cada um de nós deve trazer para o planeta a sua assinatura de luz, gerada pelas nossas Sobreposições. Sempre estivemos destinados a desempenhar um papel na nossa própria ressurreição na Terra. Essa é uma ação sagrada: trazer luz para esta era do Novo Alvorecer.

Nós temos a compreensão do papel que a ilusão representou na Terra. Nós sustentamos a energia da Verdade dentro de nós e sustentamos a Plataforma, como um espelho, para que uma mudança dramática aconteça a toda a humanidade. A ilusão tem sido fortemente mantida com os elementos da separação e da limitação, que impedem a crença na vastidão do Self. Agora essa Luz da Verdade permeou nosso coração, irradiando como os raios do Sol.

A mente do ego pode querer minar a nossa certeza sobre o nosso papel como catalisadores da mudança. No entanto, este é o momento orquestrado por Deus com perfeição, para começarmos a ancorar conscientemente esse aspecto do Novo Alvorecer.

Nós, como seres humanos, precisamos ser sempre os responsáveis por transmitir essa Verdade uns aos outros. Este sempre foi e sempre vai ser o nosso papel, transmitir a Verdade. Este sempre foi o plano: ativar e produzir nossa própria ressurreição dentro da nossa Comunidade aqui na Terra.

Agora é hora de formar novas comunidades; nós carregamos no coração a Impressão espelhada para a formação dessas novas Comunidades. Através da nossa consciência transformada iremos manter um espaço para a humanidade se abrir e participar dessas bases comunitárias.

Muitas formas de Comunidades sagradas compõem a rede completa dentro dos Universos Coletivos. Existe um projeto sagrado em todas essas Comunidades, dominado e supervisionado pela força central da Sede do Poder de Deus. Esse projeto Comunitário, na realidade, não está separado de nós. Nós é que nos mantivemos separados dele. Na verdade, sempre fizemos parte dessa Comunidade mais ampla dentro dos Universos Coletivos. Eles têm mantido esse pacto sagrado conosco, com o compromisso de nos apoiar em nossa jornada de formação do nosso próprio projeto comunitário sagrado.

Esse processo é uma missão coletiva fundamental para todos nós, dos Universos Coletivos. Nós desempenhamos um papel integral como parte dessa Comunidade. O plano sempre foi formar novas Comunidades conscientes na Terra, que refletirão o projeto energético sagrado dentro das Comunidades dos Universos Coletivos.

Cada um de nós que somos "indicadores do caminho" tem um papel-chave a desempenhar na formação bem-sucedida de Comunidades sagradas aqui no nosso planeta. Alguns de nós têm o papel de levar esse componente transmissor do projeto sagrado de Comunidade dentro do coração, segurando esse espelho de projeto Comunitário de modo estável para a humanidade. Outros participarão ativamente criando e supervisionando o projeto de desenvolvimento Comunitário. Alguns irão apoiar a ancoragem de energias para que Comunidades individuais sejam criadas. A Sede do Poder de Deus sustenta o sagrado projeto energético para Comunidades na Terra. Dentro da estrutura do Espaço do nosso Lar Espiritual, no nosso coração, cada um de nós tem um aspecto vivo da Sede do Poder de Deus, com o propósito de criar novas Comunidades.

Por meio da estabilização e expansão de nossas interações dentro dos Universos, vamos construir e ganhar uma forte conexão interior com o nosso lugar único dentro de toda a energia da Comunhão Coletiva. Nós vamos conseguir aprofundar o nosso sentimento de pertencer a essa Comunidade Universal à medida que começarmos a nos ver de uma nova maneira, abrindo uma porta para um aspecto mais profundo do nosso Self.

A formação de Comunidades individuais aqui no plano terreno depende que primeiro tomemos a decisão de iniciar e aperfeiçoar nossos alinhamentos com as Comunidades Universais. Com a evolução dos nossos relacionamentos com os Universos Coletivos, teremos a oportunidade de vivenciar diretamente a Comunidade do nosso Lar Espiritual. À medida que nos desdobramos, carregamos a frequência da Comunidade viva dentro do nosso coração, como um espelho. Quando cultivarmos nossos relacionamentos com os grupos individuais de força vital dentro das Comunidades Universais, aprenderemos e nos desdobraremos através dessas experiências. Poderemos então usar as mesmas dinâmicas energéticas mantidas nas Comunidades para criar o nosso próprio projeto Comunitário.

Todos nós temos este projeto energético dentro de nós para darmos início ao desenvolvimento de Comunidades em nosso planeta. Esse projeto nos ajudará a cultivar conexões produtivas e saudáveis para dar início a Comunidades aqui. Também seremos capazes de estabelecer uma conexão de comunhão energética refinada, por meio da nossa experiência direta com as Comunidades Universais.

Por fim, não haverá mais separação entre nós e o resto das múltiplas Comunidades que existem nos Universos Coletivos. À medida que evoluirmos aqui no planeta Terra, passaremos a nos envolver e a trabalhar com outras Comunidades de formas vitais. Esse acontecimento está previsto nos textos sagrados dentro da Sede do Poder de Deus.

Nós, no planeta Terra, temos essa Verdade impressa na estrutura do nosso coração. Essa impressão energética começará a espelhar essa Verdade num determinado momento do *framework* dessa era do Novo Alvorecer, capacitando-nos a cumprir o nosso destino e voltar para ocupar o nosso lugar nos Universos Coletivos.

Até este ponto, o nosso planeta representou a ilusão da separação plenamente. Formamos uma série de comunidades completamente separadas e divididas por barreiras de terra e oceanos. Nos nossos países, vivemos separados nessas comunidades, criando províncias, vilas e aldeias onde mais uma vez nos separamos em nome da religião, da raça, da cor e da condição socioeconômica.

Toda a humanidade é apoiada pela consciência sagrada da Sede do Poder de Deus, localizada nos Universos centrais. Somos banhados por essa luz refletida, que irradia a energia da Verdade, e é um estado natural de união com que a humanidade tem de se alinhar. Aqueles que estão despertos carregam esse projeto impresso e ativo dentro de si, para que possam dar esse passo gigantesco coletivamente e alcançar o nosso objetivo.

Trabalhando com as nossas Sobreposições, nós começamos automaticamente a responder energeticamente à Impressão que carregamos. A Impressão nos alinha com o projeto de Comunidade Coletiva. Naturalmente, começaremos a nos voltar para o papel-chave que devemos representar por meio da nossa Impressão. Nós nos abrimos para a nossa conexão sagrada com a Sede do Poder de Deus quando nos reunimos conscientemente com as Comunidades Universais Coletivas, testemunhando a nossa parceria. Esse é o começo da nossa Volta para Casa, dentro dos Universos Coletivos.

Esse processo de Volta para Casa abre caminho para nos reconectarmos com a humanidade como um todo. Somos expostos a uma Verdade que contém a força pura e inexorável da Unidade, a

Consciência de Deus Coletiva que está entrelaçada a cada forma humana deste planeta. Vamos testemunhar a ação no pulso inato que chega a cada um de nós. Na realidade, nós somos esse aspecto da Unidade.

Os Pleiadianos estabeleceram um formato energético para seguirmos, e nos deram uma série de orientações passo a passo para conseguirmos ancorar com êxito essas novas Comunidades. Esse processo apoiará a criação e desenvolvimento dessas novas Comunidades, que estão destinadas a agraciar o plano terreno nesta era do Novo Alvorecer. A Verdade é que cada um de nós tem potencial para desenvolver as bases nucleares energéticas para os projetos das nossas novas Comunidades aqui na Terra.

Algumas dessas novas estruturas energéticas já estão se estabelecendo e foram ancoradas nas células do nosso corpo físico para nos apoiar nessa missão. Esses projetos energéticos começaram a irradiar essa frequência para o planeta com o intuito de apoiar as mudanças que ocorrerão quando começarmos esse despertar. Esses projetos estão se alinhando com a consciência daqueles que estarão ativamente envolvidos e irão desempenhar um papel significativo na formação dessas bases comunitárias.

Essas frequências mantidas dentro dos projetos propiciam um receptáculo que capacitam àqueles de nós que estão prontos a formar grupos nucleares. A missão de cada grupo nuclear é ativar uma Plataforma energética que manifeste uma âncora para o desdobramento de uma série de novas estruturas comunitárias. Essas Plataformas vão servir como transmissores, canalizando o projeto da comunhão sagrada dos Universos, o qual irá ativar a consciência do Novo Alvorecer dentro dos ambientes Comunitários individuais. O processo dessas Plataformas foi desencadeado para restabelecer essa forma sagrada de comunhão nas nossas novas Comunidades do planeta Terra.

A Plataforma funciona dentro da estrutura do Espaço do Lar, no coração de cada indivíduo que detém uma Impressão ativa, contendo um aspecto da sede do Poder de Deus. A Plataforma desempenha o papel básico de transferir essas frequências puras de consciência para todas as Comunidades dentro dos Universos. Isso desperta aquilo que estava adormecido dentro de nós, aqui na Terra. A Plataforma vai ancorar os roteiros sagrados dentro das nossas Novas Comunidades lentamente, transferindo aos poucos as frequências de amor a toda a Comunidade, à medida que são absorvidas pelo planeta.

Esse amor revela uma série de caminhos para que uma comunhão se desenvolva entre os indivíduos prontos para reabrir seus centros telepáticos. Toda a comunicação dentro dos Universos Coletivos acontece através dos centros de comunhão telepática. Estamos restabelecendo as nossas capacidades naturais para a comunhão telepática dentro das nossas próprias Comunidades. A comunhão telepática detém as mais elevadas e puras frequências de amor, que contém somente a Verdade. As nossas Matrizes naturais sustentam essa capacidade plena, esse componente de amor contido nessa comunhão. Iremos naturalmente nos realinhar com aquilo que é sagrado dentro da nossa comunicação uns com os outros.

Cada Comunidade terá a sua própria Plataforma individual, que contém uma sincronia predeterminada, definida pela sua rede comunitária única. Essa sincronia foi estabelecida para o despertar pessoal da Comunidade, levantando os véus da ilusão quando cada Comunidade individualmente estiver pronta para ancorar e então se transformar.

Um realinhamento sagrado está destinado a acontecer entre os Universos Coletivos e nós. A elevação da nossa frequência até o *framework* dessa energia coletiva permite que nossas Comunidades possam se conectar e nos levar a retornar ao nosso lugar dentro dos Universos para a nossa completude.

Nós temos o nosso lugar. Sempre fizemos parte dessa Comunidade multidimensional expandida, dentro dos Universos Coletivos. Com o desenvolvimento de novas Comunidades na Terra poderemos ter uma experiência direta do nosso lugar, a nossa ressonância única com as frequências sagradas contidas no projeto pleno apoiado pela comunhão consciente dentro dos Universos.

Os Pleiadianos apoiam esse formato para o projeto sagrado da Terra. Eles estão mantendo a energia desse projeto para assegurar a transição completa das nossas bases comunitárias aqui no planeta, para que possamos restabelecer plenamente nossas conexões Originais da nossa herança sagrada.

Os Reinos Espirituais vão representar muitos papéis. Eles podem trabalhar conosco por meio das aberturas criadas nas Plataformas individuais sustentadas em cada grupo Comunitário. A energia Crística da ressurreição irá desempenhar um papel significativo no nosso processo em desdobramento, levando-nos a atravessar um portal para outro aspecto do Self. Mãe Maria traz uma frequência superior de amor através da Plataforma, expandindo nossos centros cardíacos dimensionalmente, a fim de acelerar nossas conexões mútuas de comunhão Comunitária. Outras energias espirituais do Reino Espiritual, Anjos, Seres de Luz e Mestres, também podem ter acesso a nós através das Plataformas e fazer alianças com indivíduos dos nossos ambientes comunitários.

Elementos da Natureza, como o sol, a terra, o vento, o fogo e a água, carregam, eles todos, fortes essências para apoiar o desdobramento acelerado do nosso processo de integração, nessa fase de transição. As plantas, as árvores e as rochas também têm configurações energéticas apropriadas para apoiar o desenvolvimento dessas novas bases comunitárias. Elas foram projetadas especificamente para auxiliar aqueles de nós que estão passando por esse rápido despertar, por meio da reconexão com nossas Sobreposições. Essas energias solidárias capacitarão os grupos Comunitários individuais a se formar e se reunir, permitindo que cada um deles desempenhe seu papel dentro da configuração de grupo nuclear. Eles sustentam uma arena energética para a criação e ancoramento de muitas Plataformas para a formação de novas Comunidades.

Esse é um formato dinâmico que está sendo sustentado pelos Pleiadianos com o intuito de permitir que esses projetos impulsionem a nossa evolução e a humanidade possa começar a vicejar dentro dessas novas Comunidades. Não deverá haver nenhuma hierarquia dentro desses projetos comunitários. Todos serão considerados iguais e carregarão sua frequência divina única, contribuindo para a sociedade no nível energético.

Haverá, claro, uma disparidade no desdobramento dos níveis de iluminação de cada indivíduo: alguns já terão atingido o nível de automaestria e outros ainda não terão utilizado todo o seu potencial para a autorrealização. Mas, independentemente do nível que a pessoa atingiu no seu processo de iluminação, ela é uma parte vital da energia da Comunidade. Todos contribuem naturalmente e igualmente com suas assinaturas divinas sagradas, que contêm o elemento único sempre capaz de contribuir com a Comunidade. Os elementos da nossa assinatura estão contidos na estrutura do nosso coração multidimensional, por isso cada um de nós carrega nossa assinatura vibracional completa, independentemente do ponto em que estejamos no caminho da iluminação.

Graças à Plataforma Comunitária estruturada, seremos automaticamente alinhados a essa energia coletiva, conectada com o elemento da Sede do Poder de Deus. Um elemento dessa conexão existe dentro do nosso coração, a estrutura do Espaço do Lar, e por isso nós transmitimos naturalmente a nossa assinatura vibracional, contribuindo para a nossa Comunidade. Esse é um processo natural ativado pelo nosso Eu Superior e apoiado pelo *framework* espelhado pela Plataforma Comunitária.

A ativação inicial do processo de plataformas é continuamente estabilizada e mantida pelos membros do grupo nuclear de cada comunidade. Ocorrerá um desdobramento contínuo, um processo evolutivo em cada membro da Comunidade, através da Plataforma. A energia pura que é irradiada da Plataforma aprofunda e expande a experiência de comunhão, que permite o florescimento da Comunidade.

A configuração dimensional do planeta mudará conforme as comunidades se desenvolverem e amadurecerem. Isso criará uma série de "levantamento de véus" que irá alçar toda a Comunidade para um ambiente dimensional mais elevado. Como uma cortina que sobe num palco, haverá revelações da Verdade para todos dentro dessa Comunidade.

À medida que esses véus se levantarem coletivamente, a ilusão da densidade se dissipará do ambiente da Terra. Aqueles que ainda não tiverem despertado, de repente "despertarão do sonho". O sonho consiste em viver esta vida tridimensional ilusória. Eles despertarão do sonho e se lembrarão de quem são, a partir dessa perspectiva mais elevada da Verdade. Simplesmente voltarão sem esforço para essa realidade superior de si mesmos. Esse será um despertar natural.

Nós somos o acontecimento sagrado. Carregamos as dádivas destes tempos entrelaçadas à estrutura do nosso coração. Nada pode impedir que essa evolução seja bem-sucedida. O *timing* é perfeito e a chamada para todos vocês no caminho é para que venham cumprir esta próxima fase da sua missão.

À medida que as nossas novas Comunidades tiverem se desenvolvido por meio das Plataformas individuais, vamos começar a manter um alinhamento constante com a Verdade que sempre existiu dentro da consciência sagrada dos Universos Coletivos. O plano é que os seres humanos restabeleçam conscientemente suas conexões com o Lar Espiritual, que fica no próprio centro dos Universos Coletivos, na Sede do Poder de Deus.

As nossas novas Comunidades operarão a partir de uma nova perspectiva, com base num profundo conhecimento inato que será espelhado através da Plataforma da Comunidade. Essa Plataforma vai interagir diretamente com as estruturas existentes nos corações da humanidade. Cada um de nós mantém a Impressão do sagrado que somos dentro do coração.

Muitos de nós sabem o momento certo de participar dessa missão sagrada de se tornar parte de um grupo nuclear, com o intuito de criar Plataformas para Comunidades. Sentiremos um novo nível de realização, pois o anseio do nosso coração será desencadeado quando começarmos a desempenhar esse papel. Nós nos sentiremos preenchidos quando vivenciarmos a Verdade profunda do nosso estado de Consciência de Deus, à medida que ele se tornar autorrealizado. Por fazermos parte do grupo nuclear, poderemos testemunhar nós mesmos e a força infinita que existe dentro de nós. Conseguiremos vivenciar o aspecto ilimitado do nosso sagrado, à medida que a energia se formar e se mover dentro de cada indivíduo, quando se alinharem com a Plataforma que estamos sustentando. Passaremos por uma reconfiguração, um desdobramento metamórfico do Self, quando começarmos a nos alinhar com o espelhamento multidimensional completo sustentado pela nossa Plataforma Comunitária.

Cada grupo nuclear continuará a evoluir, enquanto mantém a Plataforma para a sua Comunidade. Nosso desejo profundo de retornar ao que originalmente sempre fomos vai impulsionar cada um de nós a progredir cada vez mais nesse papel transformador.

O plano é que todas as Plataformas Comunitárias formem uma aliança sinergética entre elas. Cada Plataforma vai ressoar com um pulso e interagir naturalmente através de uma sinergia de luz. Isso formará uma enorme teia dourada, que se abrirá como um útero líquido em volta da Terra. Nós seremos sustentados e abraçados por essa teia interligada, imersos nas energias sagradas da Unidade. À medida que esse útero se expressar, a humanidade se tornará apta a retornar ao seu estado totalmente transmutado de consciência. Isso vai voltar a calibrar a nossa vibração com a base do nosso Lar Espiritual, dentro dos Universos coletivos.

Os Pleiadianos nos chamam de "indicadores do caminho". Voltando a entrar nas nossas conexões divinas sagradas sustentadas nos Universos Coletivos, abrimos nosso caminho para casa, ancorando-nos ao nosso lugar de origem. Esse é um acontecimento essencial que nos permitirá, como membros do grupo nuclear, a manter um espaço ideal de consciência para que o espelhamento com as nossas Comunidades originais aconteça.

Um aspecto da extensão das Comunidades planejadas é despertarmos para o nosso lugar dentro da Comunidade mais ampla, dos Universos Coletivos. Esse convite se estende a todos nós como grupo humano. Assumimos o nosso lugar conscientemente como "grupo de força vital" coletivo e começamos a nos abrir para a nossa vizinhança dentro dos Universos.

Vamos continuar a empreender a nossa jornada humana, mas estaremos entrando numa nova fase da existência com o nosso elemento humano. Haverá uma evolução natural com relação ao aspecto humano, que cultivará um relacionamento com o sagrado que sempre fomos. Como estamos despertando conscientemente, vamos acolher o nosso aspecto humano com amor e compaixão verdadeiros, alterando a nossa dinâmica interna. Quando acabamos com as guerras e a separação dentro de nós, isso permite que nos reconectemos com o nosso Lar Espiritual. Devemos honrar a natureza sagrada da nossa jornada.

Ativação do Padrão Comunitário

Observação: Para que o Padrão Comunitário seja ativado, seu grupo nuclear de sustentação da Plataforma deve ter no máximo 24 e no mínimo três pessoas.

O que é "sustentar a Plataforma"?

Aqueles de vocês que trabalharam e se iniciaram com suas Sobreposições carregam as iniciações de frequência do "espaço além da razão". Vocês sustentam a energia do projeto de Impressão, ancorada pela Sede do Poder de Deus dentro de vocês. Essa energia reside na estrutura do seu coração, o Espaço do seu Lar Espiritual, e serve como um espelho, refletindo e mantendo a energia plena da Plataforma para a Comunidade.

Esse processo de sustentação da energia do seu projeto de Impressão permite que vocês ativem a energia do Padrão Comunitário, representando o seu papel como membro do grupo nuclear.

Vocês sustentam a Plataforma para toda a Comunidade. À medida que facilitam a ativação do seu grupo nuclear, vocês assumem naturalmente a tarefa de manter a energia da Plataforma estável entre vocês, como grupo nuclear. Essa energia passa pelo seu próprio coração, a Estrutura do Espaço do Lar, e transmite o projeto da Impressão através da Plataforma, ancorando o projeto energético da Sede do Poder de Deus para toda a Comunidade.

É isso que significa "sustentar a Plataforma", um processo natural que não drena a energia de vocês. Ao contrário, ela os conecta diretamente à energia do seu Eu Superior, através do projeto de Impressão sustentado no seu coração, o Espaço do seu Lar Espiritual. A energia é transmitida diretamente da Plataforma e disponibilizada para cada um dos membros da comunidade. O trabalho com o Padrão Comunitário ativa e expande ainda mais a transmissão do projeto universal para a Comunidade.

A criação do seu grupo nuclear

Observação: Há seis posições no Padrão Comunitário, identificadas com as letras de A a F (consultem o diagrama na página 240). Se o grupo nuclear tiver o mínimo de três pessoas, elas devem ocupar as posições A, C e E, pois esse posicionamento forma um triângulo natural entre elas.

Cada pessoa deve se alinhar com a sua posição (por exemplo: A, C ou E) e todas à mesma distância uma da outra, de modo que a forma triangular fique simétrica. Se o grupo nuclear for composto de quatro ou cinco pessoas, elas devem ocupar também as posições B, D ou F. Para viabilizar a formação da energia do grupo nuclear, as posições vagas serão ocupadas pelos próprios Pleiadianos. Se houver seis ou mais pessoas, as seis posições de A a F devem ser ocupadas primeiro. Em seguida, a(s) pessoa(s) extra(s) deve(m) ficar exatamente atrás daquelas que ocupam as posições de A a F.

Observação: Os Pleiadianos vão ocupar as posições vagas. Por exemplo, se o grupo de vocês tiver 24 pessoas (esse é o número máximo de membros que o grupo nuclear pode ter para ativar e manter a Plataforma), haverá quatro pessoas alinhadas em cada posição, de A a F.

O processo a seguir deverá ser feito por aqueles de vocês que estiverem ocupando o primeiro lugar das seis posições de A a F:

1. Levem sua percepção para o Padrão Central. Usando a Respiração Consciente, levem-na ao Padrão Central, então soltem. Continuem soltando dentro do Padrão Central.
2. Levem o som sagrado, AE TEASH, ao Padrão Central. Sintam essa energia se ativando em vocês. Sintam a energia nuclear começando a aumentar entre todos vocês que estão nas primeiras posições, de A a F. Continuem produzindo o som sagrado até que a energia nuclear entre vocês pareça completa, ou seja, não pareça estar mais aumentando entre vocês.
3. Depois, se houver outra pessoa atrás de vocês que faça parte do grupo nuclear, deixem a sua posição e entrem no final da mesma fila. Essa pessoa, então, ocupa a posição em que vocês estavam e repetem o mesmo processo, ativando o Padrão Central com o som sagrado. Quando a energia nuclear estiver completa, o grupo seguinte ocupa as posições de A a F e o que acabou de ocupar essas posições vai para o final da fila. Esse novo grupo agora faz a ativação do Padrão Central com o som sagrado. Seu grupo nuclear vai se expandir a cada ativação. Esse processo exige uma forte

energia de "soltar", pois o grupo nuclear está ancorando a energia para a sua Comunidade.

Processo final para formação do grupo nuclear

Todos os membros do grupo nuclear devem levar sua percepção mais uma vez para o Padrão Central. Sintam a conexão com o grupo nuclear e produzam agora o som AE TEASH quantas vezes for necessário para que a energia nuclear esteja totalmente ancorada em cada um de vocês.

Observação: Se houver seis ou menos de seis pessoas no grupo, vocês só farão uma rodada de ativação do grupo nuclear. Se houver de sete a 12 pessoas, farão duas rodadas de ativação. Se houver de 13 a 18 pessoas, três rodadas de ativação. Se houver de 19 a 24, quatro rodadas.

Ativação do seu Padrão Comunitário

Todos os membros do grupo nuclear devem ficar em volta do círculo do projeto de Padrão Comunitário, no mesmo lugar em que vocês ativaram seu grupo nuclear. Vocês agora vão ativar sua Plataforma Comunitária ouvindo o arquivo de áudio. Todos os membros do grupo nuclear precisam "soltar" durante esse processo.

Observação: Para trabalharem com seu grupo nuclear na construção da sua Plataforma, consultem o arquivo de áudio no endereço www.christinedayonline.com/pleiadianpromise-portuguese. Vocês só precisam trabalhar com esse áudio uma vez. No entanto, precisarão fazer isso cada vez que um novo membro se juntar ao grupo para sustentar a Plataforma para a sua Comunidade.

Projeto do Padrão Comunitário

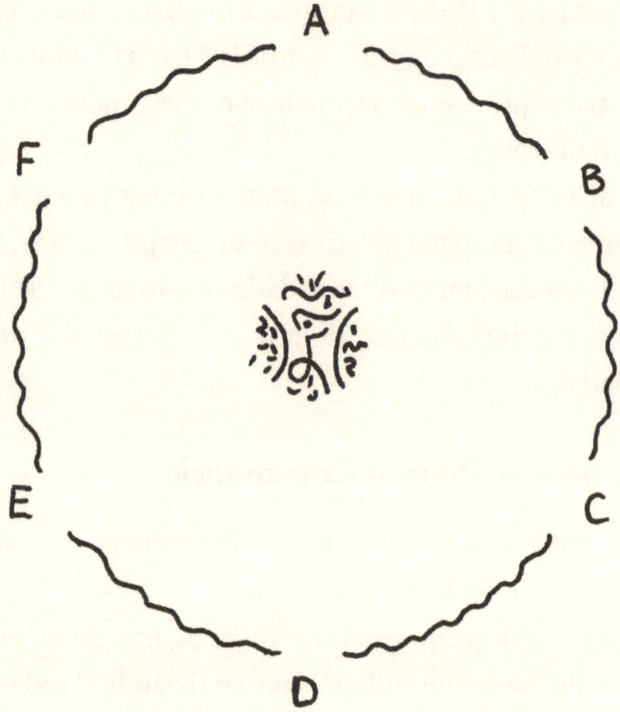

Som: AE TEASH

Capítulo 12
Desidentificação da Nossa Origem Terrestre

Nós nos originamos de um fluxo sagrado que existia muito além dos Universos Coletivos, e do seu sopro passamos a existir. Fomos posicionados no nosso projeto original dentro dos Universos Coletivos, depois mergulhados numa corrente de pura força vital. Fomos embalados nos Universos Centrais pela Sede do Poder de Deus, enquanto éramos iniciados na forma plena da nossa consciência sagrada e única. Fomos abençoados, beijados pela luz, tornamo-nos manifestos, enquanto nos transformávamos na luz. Fomos abraçados pelo nosso grupo de força vital familiar e recebidos com amor.

Agora é hora de nos reunirmos novamente a esse fluxo e voltarmos a nos alinhar com o momento da nossa concepção original, para retornar e passar conscientemente pela experiência de sermos acolhidos pela nossa corrente única de luz, voltando à frequência multidimensional sagrada da nossa verdadeira Origem. Essa é a nossa hora de voltarmos a nos fundir com o espaço Atemporal ilimitado que é o nosso Lar.

A corrente da nossa frequência única, que carrega o fluxo sagrado do nosso projeto individual, está programada para nos conduzir a uma série de iniciações. Essas iniciações vão nos despertar e começaremos a colher do nosso próprio receptáculo de assinatura do Self. Existe um profundo e intenso anseio no nosso coração, na estrutura do Espaço do nosso Lar Espiritual que está sendo ativado, impulsionando-nos, convocando-nos a voltar para as nossas raízes.

Seremos atraídos por essa corrente inconfundível, através da abertura de muitos portais dimensionais de luz, enquanto empreendemos conscientemente nossa Volta para Casa. Nossas raízes originais têm a forma de uma consciência de assinatura fluida, expansiva e pura, entretecida nos Universos Coletivos e sustentada pela Sede do Poder de Deus. Esse aspecto do nosso eu original contém a forma completa do nosso sagrado. Seremos reconstruídos em toda uma série de camadas multidimensionais de consciência.

Na nossa experiência humana, existe muitas vezes o sentimento de que estamos incompletos. Há partes de nós que procuramos, questionamos e buscamos nas nossas experiências, para descobrir se existe algo mais. Esse estado de inquietação é, na verdade, um chamado interior profundo para uma reconexão com a origem verdadeira, um chamado para retornarmos às nossas raízes espirituais de herança, das quais nos originamos, e nos alinhar uma vez mais com o aspecto do Self que sempre existiu. Estamos prontos para finalmente nos reconectarmos com a nossa totalidade.

Há uma grande resistência no nosso elemento humano para soltar e mudar, para nos tornarmos parte desse aspecto maior do Self. Agora estamos recebendo a revelação para nos abrirmos para uma Verdade: a nossa verdadeira origem não se encontra na Terra. Precisamos aceitar esse reposicionamento e reorientação da nossa consciência e começarmos a nos abrir para essa reconexão, que é a nossa verdadeira origem. Para retornarmos conscientemente ao lugar de onde originalmente viemos e que está fora deste planeta.

Sim, viemos a este planeta para ter uma experiência humana. No entanto, não podemos mais operar de acordo com a mentalidade limitada associada ao ser humano. É hora de abandonarmos essa crença equivocada segundo a qual a nossa conexão com a raça humana está associada ao lugar onde nos originamos. Não existe um único ser humano que tenha se originado no planeta Terra. A verdade é que todos nós nos originamos em outros grupos de força vital dentro dos Universos Coletivos.

Esse pensamento limitado, de que nos originamos da Terra, restringiu a nossa evolução. Ele nos impediu de nos alinharmos com o nosso aspecto sagrado, que na verdade sempre existiu dentro dos Universos Coletivos. Por causa desse equívoco, nós perdemos contato com os verdadeiros mundos em que nosso pleno e autêntico Self reside.

Não podemos mais nos basear no que é considerado normal pelos padrões da Terra, pois essa realidade está mergulhada na ilusão. Essa revelação nos remete a um autêntico *framework* coletivo. Isso permite que sejamos libertados do nosso eu humano e possamos vivenciar um movimento energético completamente novo de conexão consciente com nossa verdadeira origem. A energia dessa Verdade nos expandirá e abrirá outro espaço dentro da estrutura do nosso coração. Esse espaço nos levará a nos reconectarmos com a nova corrente que nos alinhará de volta com as nossas raízes.

Um profundo movimento sagrado abrirá nosso coração quando abarcarmos o novo e inegável processo de pensamento sobre a nossa verdadeira origem. Quando nosso coração começar a viver com base nessa Verdade, um novo pulso energético surgirá e apoiará esse projeto das nossas raízes sagradas.

Dentro do nosso coração, há um receptáculo na forma de um Cálice Sagrado. Quando nos desvincularmos da ideia de que nos originamos na Terra e aceitarmos essa Verdade que se desvela dentro da nossa consciência, nosso projeto sagrado multidimensional dentro do Cálice vai começar a se ativar em resposta. Dentro desse Cálice existe uma consciência pura que carrega a verdadeira frequência das nossas configurações originais. Essas configurações estavam adormecidas, esperando que estivéssemos prontos para nos abrir e atingir esse momento de autorrealização.

Agora estamos prontos para passarmos para a próxima fase da nossa maturidade espiritual, para reivindicarmos o nosso verdadeiro estado original. Quando acessarmos essas ativações energéticas e nos abrirmos para o que está contido nesse Cálice, vamos ter acesso a configurações dimensionais autênticas das quais automaticamente começaremos a nos servir. Isso vai nos alinhar com o nosso verdadeiro centro de poder expandido, que contém as coordenadas de onde fomos germinados nessas nossas verdadeiras configurações de origem.

Por meio do Cálice, seremos conduzidos de volta às nossas raízes, para um aspecto essencial do nosso ser que se encontra dentro do nosso grupo de força vital familiar original. Quando aceitarmos que não somos da Terra, nós nos libertaremos e não carregaremos mais o fardo da ilusão segundo a qual somos deste planeta. Voltaremos para a Unidade.

Dentro desse estado de Verdade, começaremos a descobrir outros pontos de vista do Self. Haverá um reposicionamento e uma reorientação dos nossos sentidos à medida que nos deslocarmos lateralmente para uma experiência pura a alterada desse projeto mais expansivo e completo do Self. Haverá a necessidade de ajustes interiores à medida que nos realinharmos com esse estado bem diferente de ser. Entraremos num ambiente que vai exigir que soltemos profundamente tudo que conhecíamos conscientemente até agora, em nossa experiência ilusória limitada. Vamos, no entanto, testemunhar e viver uma autodescoberta à medida que voltarmos a nos fundir com nossa família do grupo de força vital original.

Cada um desses grupos familiares de força vital vive além da ilusão tridimensional e interage através da comunhão telepática. Cada indivíduo dentro dessas comunidades carrega uma frequência divina específica que contribui para a Comunidade. Todo indivíduo é visto como um igual e honrado pelas qualidades únicas que tem. Cada membro contribui de uma forma diferente, mas existem atributos comuns da Unidade, presentes em todas as pessoas. Esse elemento cria uma união natural entre todos. Graças às suas capacidades telepáticas inatas de comunhão, há um fluxo e propósito comuns. Existe um pacto sagrado, um alinhamento entre as energias do grupo.

Nosso lugar dentro da nossa Família de Luz está sendo ancorado por meio do nosso Eu Superior. Nosso retorno consciente para a nossa família original impactará fortemente a energia da Comunidade inteira. É importante frisar que, quando retornarmos à nossa origem familiar, vamos continuar existindo dentro da nossa estrutura humana na Terra. Quando nos tornarmos conscientes de que vivemos uma existência simultânea na nossa família de origem, ainda teremos um papel essencial a desempenhar neste planeta.

A Verdade é que não existe separação. Somos todos parte da Unidade. Dentro dessa Verdade, vamos trazer à humanidade a vibração do amor que estará viva dentro de nós graças à nossa reconexão com o nosso Lar Espiritual. Vamos ressuscitar nosso relacionamento primeiro com o nosso próprio elemento humano e depois transferir isso para outros seres humanos.

Esse alinhamento consciente com o Cálice dentro da estrutura do nosso coração servirá como uma bússola energética, na nossa jornada de volta pela nossa Linha do Tempo multidimensional até a nossa origem. Temos que retornar à nossa Comunidade de origem através da Linha do Tempo, para a nossa Família de Luz, que é onde nós sempre existimos em nossa forma completa.

O plano sempre foi que voltemos a nos ligar com a nossa origem. Quando nos reorientarmos para o grupo da nossa Família de Luz, iniciaremos um processo de assimilação e expansão em que voltaremos a vivenciar uma conexão com a nossa consciência original pura. Passaremos por uma profunda transformação interior quando nos envolvermos com essas frequências mais elevadas de conexão, graças às novas percepções decorrentes da nossa comunhão telepática com o nosso grupo de origem. Vamos conseguir nos dedicar à nossa origem sagrada autêntica, dentro dos Universos comunitários. Essa será uma experiência de religação completamente natural com a nossa família de origem, e que nos levará a uma profunda reabertura para as formas do Self.

Nós nunca estivemos separados da nossa origem, mas estamos desconectados da experiência direta de Ser. Vamos redescobrir as nossas raízes com o nosso grupo de força vital familiar, dentro desse Coletivo. Quando tomarmos posse conscientemente da Verdade da nossa herança e formos recebidos pela nossa Família de Luz, por meio do processo de Volta para Casa, descobriremos uma expressão mais completa do Self.

Centenas de milhares de grupos de força vital compõem todo o contingente dos Universos Coletivos. Todos esses grupos de força vital estão interligados através da Sede do Poder de Deus. Cada um deles carrega um aspecto único da força da Unidade. Quando retornarmos para a nossa verdadeira família de origem, ocorrerá uma evolução energética em toda a Comunidade da Unidade e nos tornaremos mais inteiros interiormente. Haverá uma ação revolucionária quando o elemento divino for ancorado, que alterará as proporções multidimensionais dentro de toda a Comunidade Coletiva. Esse elemento divino vai se entrelaçar a toda a força vital e interagir com ela.

Esse nosso retorno cria um selo de completude no *framework* da nossa família de origem. Cada um de nós será um componente essencial, único, dentro da nossa Comunidade. Quando regressarmos, a Comunidade voltará a estar completa. Como uma Comunidade completa, poderemos fazer uma transição dimensional mais extensa dentro das dobras mais profundas da Sede do Poder de Deus. Vamos todos dar o próximo passo à frente rumo à nossa Comunidade de origem, transformando o nosso conteúdo divino à medida que atingimos a autorrealização por meio do retorno à nossa família.

Há muitos outros indivíduos residindo na Terra, presentemente, que são da mesma família de origem e do mesmo grupo de força vital que nós. Quando encontrarmos esses indivíduos do nosso grupo familiar, seremos fortemente atraídos para eles — sentiremos no coração nossa ligação com eles. Muitos pré-acordos foram feitos entre aqueles de nós que pertencem à mesma família de origem e que vieram para a Terra na mesma época. Ajudaremos uns aos outros a abrir profundamente o coração e manter uma forma única de amor que existe na Família de Luz do nosso Lar. Vamos nos unir para formar alianças e ativar esses pré-acordos. Vamos trabalhar juntos energeticamente, formando uma sinergia forte e natural de ressonância, pois somos da mesma família de origem. Isso nos permitirá criar uma âncora de luz mais forte entre nós e sustentar uma Plataforma que abra caminho para que outros também se realinhem com a sua família de origem.

Haverá muitos indivíduos dos mesmos grupos de força vital se reunindo, atraídos naturalmente pelo reconhecimento de assinaturas energéticas semelhantes. Essas assinaturas estão contidas no Cálice dentro da estrutura do coração. Quando formarem alianças em decorrência desse laço energético comum, essas pessoas serão capazes de criar uma comunhão espelhada. Por meio desse espelho, elas se tornarão como um farol para atrair outros que também pertençam a esse mesmo grupo de força vital. A formação dessa energia espelhada serve como uma bússola, ao transmitir sua luz.

Alguns grupos nucleares serão compostos de um grupo familiar de força vital específico. Um dos aspectos de alguns pré-acordos entre grupos é criar Plataformas para formar novas Comunidades na Terra. Essas Comunidades específicas serão projetadas com o intuito de espelhar para outras Comunidades o poder dessa união sagrada e servir como modelo para outras. Esses grupos nucleares também representarão um papel único, ajudando indivíduos a se alinharem com seus caminhos e se reconectarem com suas raízes de origem e seus grupos familiares. Juntos, os membros do grupo nuclear sustentarão a força energética coletiva para incentivar e ancorar outros, por meio dessa Plataforma, com o seu Lar original.

Nosso grupo familiar de força vital de origem está consciente da nossa existência aqui neste planeta. Ele está nos apoiando ativamente, como membros da Família de Luz. Aguardam nosso retorno, sabendo que o lugar sagrado que ocupamos na nossa Comunidade está representando um papel essencial para todos.

Por meio desses pré-acordos específicos com o nosso grupo familiar de força vital, um pacto foi feito e estamos sendo conduzidos de volta a um alinhamento da nossa realidade expandida com o Sagrado. Nós fomos plantados como uma semente no solo da nossa origem. Semente essa que se originou das sementes da base do nosso Lar com a nossa Família de Luz. Essa ação, realizada dentro desse pacto, é o que nos permite agora retornar, abrindo-nos conscientemente para o aspecto iluminado do Self através da nossa família de origem.

Esse Self existe nos Universos paralelos. Quando reconhecemos conscientemente a existência de nossas verdadeiras origens, somos revelados por meio da autorrealização plena das nossas raízes. Através dessa abertura ocorre um alinhamento natural com todas as formas multidimensionais do nosso Self. Isso pode ser comparado com o desabrochar pleno de uma flor, as pétalas se abrindo por completo ao sol.

Por meio desse reconhecimento da nossa forma multidimensional, podemos operar dentro desses corpos físicos no planeta. No entanto, passaremos por uma metamorfose energética e física completa à medida que esse processo prosseguir e formos revelados aos nossos próprios olhos. Vamos ser naturalmente capazes de sustentar a expressão expandida de nosso Self, totalmente desperto agora. Esse processo irá nos libertar completamente, desatrelando-nos da ilusão da Terra.

Este atual período da nossa evolução requer uma intenção focalizada na nossa própria autodescoberta, à medida que avançamos e amadurecemos. Está ocorrendo uma mudança revolucionária em nosso relacionamento com os Universos Coletivos à medida que evoluímos conscientemente rumo às nossas raízes originais. À medida que nos abrimos conscientemente às nossas raízes através do Cálice da nossa Linha do Tempo, podemos começar a ativar o processo de nos desvincular das ilusões tridimensionais. Quando expandimos nossa consciência através da Linha do Tempo, começamos essa nova fase da jornada. Quando nos alinhamos com o nosso Cálice, nós nos abrimos para buscar a nossa família de origem, o nosso Lar.

A experiência direta de "saber" que nossas origens não estão na Terra e nunca estiveram, vai nos fazer avançar. Vamos buscar um caminho de mais liberdade, pois não seremos mais cerceados pelas restrições impostas pelas ilusões relacionadas às nossas raízes. Vamos seguir uma via de redescoberta do Self e aceitar isso, o que, em última análise, constitui a nossa Santidade.

Há um processo cada vez mais profundo de elucidação interior, de investigação de quem somos dentro do nosso eu multidimensional e da nossa família de origem. Nós vamos encontrar essas respostas através das nossas raízes. Estaremos prontos para acessar essas revelações através dessa nova perspectiva da Verdade. Quando dissiparmos todos os aspectos de separação do Coletivo, vamos acessar um outro nível de expressão da nossa criatividade, por meio do encontro com as nossas raízes. Vamos atingir nosso objetivo de voltar para o nosso Lar, para o Self.

Existe uma necessidade de investigar e depois integrar o que essa Verdade significa para nós, no nível humano. O que isso traz para nós, dentro da realidade da nossa vida atual na Terra?

Minha experiência

Quando eu estava desvendando a minha própria origem, e me realinhando com o grupo de força vital expandido da minha Família de Luz, passei por uma profunda experiência de alegre expressão do Self. Quando me abri para a minha herança pleiadiana e me reconectei com a minha origem familiar, isso mudou para sempre o meu ser, à medida que eu investigava o poderoso aspecto do Self. Eu vivia numa comunhão consciente e ativa com a minha Família de Luz pleiadiana, ao mesmo tempo que vivia a minha existência humana. Dedicava-me ativamente à minha missão e era fortemente apoiada pelos meus dons naturais, ancorados em mim a partir do meu Self de Origem. Passei por uma transformação completa, enquanto ancorava o meu eu pleiadiano dentro do meu corpo físico e energético.

Quando me abri para as energias deste capítulo, que contém essas informações essenciais das nossas origens individuais, eu me senti profundamente tocada. Essa revelação foi uma surpresa para mim. Eu não pensava que todos os seres humanos tinham suas raízes fora do planeta Terra. Presumia incorretamente que alguns tinham se originado da Terra.

A energia dessa Verdade me encheu de uma grande emoção. Eu me abri para a enormidade do que esse entendimento significa para muitos de vocês e o impacto que causará, a diferença que fará nas suas vidas e ao seu caminho individual de despertar. Eu podia sentir e avaliar o profundo amor contido nessa Verdade.

Quando soltei, entregando-me à plenitude dessa revelação, uma abertura surpreendente ocorreu dentro de mim. Eu me senti banhada nessa força pura de amor. À medida que me soltava mais nesse profundo elemento de amor, eu me vi sendo levada a uma enorme arena transformacional. Minha família pleiadiana estava à minha volta, e eu me vi numa câmara central de luz, onde estava sendo iniciada num estado mais completo do meu Self pleiadiano. Eu estava sendo reconhecida, elevada e ungida através da Sede do Poder de Deus, para nascer numa nova forma de Self.

Após esse processo profundo, percebi que tinha me libertado em outro nível ainda, devido à minha vontade de me abrir para essa nova compreensão sobre a humanidade. Essa Verdade permitiu, de algum modo, que eu me alinhasse mais com o meu próprio amor, minha própria abundância dentro do meu Lar Pleiadiano. Fui capaz de me ver com admiração e grande apreço pelas minhas conexões sagradas com o meu lar de origem, com a minha Família de Luz, numa forma dimensional mais elevada.

Saibam simplesmente o quanto honro esta jornada de autodescoberta que todos nós empreendemos. Eu envio bênçãos e amor a cada um de vocês, enquanto avançam em direção ao Lar.

Os véus estão se erguendo para muitos de nós, e essa mudança na configuração energética do planeta nos permitirá fazer essas mudanças. Nós estamos prontos para essa nova experiência de compreensão de nossas raízes originais, abraçando a energia dessa Verdade. Na verdade, começamos essa nova fase da nossa jornada processando primeiro essa informação. Então projetamos nossa consciência para fora, para além do nosso planeta, para nos envolver com a nossa família de origem, dentro de nosso grupo de força vital. Precisamos abarcar esse aspecto da nossa espiritualidade única, vivenciando de modo direto que pertencemos à nossa família original e podemos vicejar por meio dela. Começaremos a interagir conscientemente por meio da comunhão com nossa família de origem.

Esse processo de comunhão criará uma abertura na nossa consciência, no nosso estado natural, na nossa onipresença. Isso é o que fará com que nos elevemos do próprio centro para o Self e então nos fundiremos com o nosso poder interior. Essa parte interior do Self ergue-se da Sede do Poder de Deus, dentro dos Universos, e é central para ela. Por meio dessa experiência direta, nós nos abriremos para o sentimento de profundo pertencimento dentro do nosso coração. Isso é projetado para nos dar sustento agora, como se recebêssemos um alimento especificamente para o nosso coração. Isso fará brotar em nós uma quietude profunda e gratificante dentro do nosso Ser. Nós sentimos um desejo ardente de voltar para o nosso Lar!

Precisamos vivenciar toda a nossa força espiritual dentro de nosso grupo de origem, onde estão as nossas verdadeiras raízes, dentro da Linha do Tempo sustentada pelos Universos Coletivos. A configuração da Linha do Tempo nos mantém dentro de um estado fluido de ser, em que agimos através da nossa existência paralela, dentro desse espaço atemporal, ilimitado.

Nós sempre existimos como um aspecto do elemento da Consciência Una de Deus, e nessa configuração suprema florescemos e nos expandimos continuamente através da Sede do Poder de Deus. Ao retornar conscientemente à nossa Origem, daremos início a um alinhamento com todos os nossos aspectos multidimensionais que existem dentro de todas as configurações de tempo. As vidas paralelas que estamos vivendo vão se alinhar simultaneamente através do Self. O retorno à nossa Família permitirá que a nossa energia de completude sagrada finalmente se funda, trazendo todos os elementos da consciência dentro de nós para um nível multidimensional.

Quando todos os aspectos da nossa multidimensionalidade se fundirem, esse alinhamento será o aspecto sagrado do Self se autorrealizando. Esse é um acontecimento histórico para a completude do Self dentro da nossa experiência evolucionária individual e coletiva. Essas mudanças energéticas influenciam fortemente o desdobramento das formações sagradas que estão se alterando nos Universos Coletivos.

À medida que avançarmos nesse processo evolutivo, uma forma energética do Self será mantida dentro dos reinos dos Universos Coletivos, graças a essa nossa nova aliança com a Sede do Poder de Deus. Nós nos tornaremos um instrumento estendido dentro da Impressão Coletiva, à medida que acessarmos uma Forma de Self ainda não acessada. Somos a soma total de todos os elementos que existem nos Universos. Nossa singularidade flui, e está entrelaçada às Linhas do Tempo mantidas e ancoradas numa linha multidimensional contínua. Cada um de nós existe como parte dessa tecedura e torna-se mais uma parte das tramas dessa tapeçaria, à medida que continuamos a evoluir.

Esse "desvelar" carrega a energia da Promessa que os Pleiadianos estão nos concedendo para o nosso momento de autorrealização. Esta é a hora do nosso erguer de véus, lembrando que, dentro do momento, todas as coisas existem na Linha do Tempo ilimitada. Nessa Linha do Tempo, todos os nossos aspectos podem ser reagrupados simultaneamente, através da nossa própria intenção consciente de saber. Abrimo-nos para o momento e reformulamos essa aliança com o Self.

À medida que nos desidentificamos das nossas origens terrenas, desvendamos a Verdade. Então passaremos por um processo que nos levará ao estado expandido de receptividade. Naturalmente nos alinharemos com a nossa abundância, graças à plenitude atingida em todos os aspectos do Self. Recebemos aquilo que é legitimamente nosso, abrindo-nos como uma flor ao sol para receber tudo o que sempre esteve esperando por nós. Agora é nossa hora de utilizar essa parte do Self que se encontra na existência expandida do momento.

Somos continuamente apoiados na nossa jornada de desdobramento individual. É essencial que tomemos posse daquilo para o qual fomos criados, abrindo-nos para aquilo que até agora negávamos a nós mesmos, e celebrando a impecabilidade do nosso *timing*, para esta revelação da Verdade que está nos levando de volta ao nosso Self original.

Um aspecto essencial desta fase específica do Novo Alvorecer é o nosso total alinhamento com as próprias raízes centrais da nossa origem. Não há nada mais importante agora. Nossa Volta para Casa está diante de nós.

Para avançar com êxito e dar esse próximo passo, temos de colocar todo o nosso foco no ato de nos soltar para a energia contida no Cálice existente na nossa estrutura do coração, e conscientemente encontrar nosso grupo de força vital. Podemos não ter uma percepção ativa da nossa família de origem; contudo, à medida que trouxermos nossa energia consciente para fora, o Cálice dentro de nosso coração começará a ativar uma frequência para nos orientar, realinhando-nos com a nossa origem.

Precisamos estar totalmente envolvidos com o aspecto energético das nossas configurações de origem, transmitidas através do nosso Cálice. Simplesmente soltando vamos nos conectar naturalmente com a orientação do fluxo.

Quando formos recebidos no nosso Lar, pela nossa Comunidade original, haverá um sistema de apoio para nos recalibrar e reorientar para a plena Verdade multidimensional de quem somos na nossa configuração de origem. Precisaremos investigar, por meio da experiência direta, o modo como essa nova conexão afetará nossa configuração atual de vida.

Enquanto nos dedicamos ao nosso processo, é importante que o drama da vida na Terra não nos desvie dele. Para evitar isso, soltem e permitam que as velhas conchas se rompam. Há um chamado para cada um de nós, para que deixemos tudo para trás, no nível tridimensional. Para que "troquemos de pele", abandonando a pele velha das várias percepções limitadas da nossa humanidade. Soltem e simplesmente testemunhem a queda da ilusão, como um manto que nos envolvia e agora despimos.

Quando soltarmos e nos esforçarmos para nos expressar, na novidade das nossas autodescobertas, traremos para a nossa vida a energia das nossas raízes de origem. Quando essa força vital/energia de origem for semeada na estrutura do nosso coração, uma transformação natural se ancorará na nossa consciência. Por meio desse alinhamento com o sagrado que somos, vamos descobrir a clareza e a paz interior que tanto esperávamos.

Quanto mais soltamos, mais podemos nos expandir e ancorar esses novos alinhamentos através das nossas células, propiciando uma nova consciência e mais liberdade à nossa vida diária. Essa liberação da densidade permitirá que a nossa energia de completude do nosso Self de origem ancore através da nossa fisicalidade. Por meio da reconexão com o nosso estado original, essa Impressão de frequência de luz será energeticamente ancorada através dos nossos sistemas.

Devemos continuar a acolher o nosso elemento humano enquanto nos desdobramos e damos espaço para a nova reconstrução dessa forma de Self. Honrando nossa humanidade haverá um elemento natural, redefinido, nascendo dentro de nós. Nosso aspecto humano evoluirá, ao vivenciar o amor brotando através da nossa sagrada reconexão com o Self original.

Todos nós, dentro da humanidade, somos apoiados pela nossa experiência coletiva. Continuaremos a passar juntos por esse processo de despertar, para concluir esse processo do Novo Alvorecer relacionado à Volta para Casa, e ancorando-o na Terra. A humanidade detém o elemento comum da Comunhão da Consciência de Deus, e através dessa Verdade nós todos existimos dentro de diferentes grupos de força vital, dentro dos Universos.

Agora é a hora e o lugar de desatrelarmos nosso eu de qualquer ilusão que nos limite. Estamos interiormente, energeticamente, preparados para isso agora. A verdade nos liberta, impulsionando-nos para o realinhamento com as nossas raízes. Todos nós solicitamos essa ilusão e chegamos à Terra para ter a experiência completa da limitação. Agora podemos dar nosso testemunho, desidentificando-nos da nossa ilusão quanto às nossas origens na Terra e voltando para o nosso Lar.

Observação: Para facilitar seu alinhamento com o Cálice que os levará de volta à sua herança de origem, através da sua Linha do Tempo, consultem o arquivo de áudio no endereço:

www.christinedayonline.com/pleiadianpromise-portuguese

Eu estarei orientando vocês, alinhando-os à sua própria Família de Luz, dentro do seu grupo de força vital.

Esse arquivo de áudio pode ser ouvido várias vezes. Ele possui frequências multidimensionais projetadas para alinhá-los cada vez mais com a sua energia original do Self, dentro da sua Família de Luz.

Bênçãos e aproveitem a jornada!

Apêndice: Atividades com Christine

Vários caminhos estão disponíveis para que vocês possam vivenciar os ensinamentos e as informações mais recentes vindos dos Pleiadianos por intermédio de Christine.

Transmissões de Luz

As Transmissões são sessões energéticas canalizadas pelos Pleiadianos. Elas costumam começar com um diálogo canalizado pelos Pleiadianos. Cada uma delas explora um tema, proporcionando uma experiência única a cada pessoa da plateia. Cada Transmissão é completamente diferente das demais e traz o que é mais relevante para as pessoas presentes no momento.

Essas Transmissões criam curas e transformações energéticas, iniciando vocês num nível mais elevado de sua luz. Seu poder de transformação é enorme; elas permitem que vocês deem outro passo em direção ao seu Self. Sua função é transmitir luz de cura para grupos de pessoas, de modo que todos dentro daquela área recebem essas energias de luz.

Essas Transmissões de luz abrem iniciações para vocês — iniciações do seu Eu Superior através das células do seu corpo. Isso pode proporcionar a cura do corpo físico e do corpo emocional e possibilita também novos níveis de despertar espiritual para cada pessoa.

As Transmissões acontecem em diferentes locais pelo mundo e são abertas ao público em geral.

Seminários Pleiadianos de Três Dias

Os Pleiadianos canalizam uma série de iniciações feitas para períodos específicos de três dias. Essas iniciações incluem ativações e alinhamentos com os aspectos de Reino Superior do Self e com os Pleiadianos, os Lemurianos e todas as energias galácticas. Existe um trabalho com um poderoso vórtice de cristal, em alinhamento com os Portais de Comunicação com os quais vocês conseguirão se realinhar com uma série de processos de despertar para uma rápida transformação do Self. As células do seu corpo passarão por um processo de metamorfose, pois o rejuvenescimento é uma parte natural da sua herança espiritual.

Nesses eventos, vocês podem ter um contato direto com os Pleiadianos, cultivando um relacionamento pessoal com eles. Durante três dias, vocês poderão estabelecer uma comunicação mais profunda com os Pleiadianos, com os Lemurianos e com todas as energias galácticas, e assim também com os Reinos Espirituais. Há fortes alianças com Mãe Maria, e a energia Crística promoverá uma forte energia de ressurreição nesses seminários.

Vocês empreenderão um processo passo a passo e receberão instrumentos práticos com os quais terão muito mais estabilidade no seu dia a dia. Todas as energias dos reinos espirituais podem ajudá-los nesses acontecimentos por causa das séries de energias dimensionais ancoradas, criando um útero energético dentro do cômodo em que vocês se encontram quando dão à luz a si mesmos. Isso permite que os Anjos, os Seres de Luz e os Mestres venham para o espaço de trabalho e os ajudem em sua transformação.

Saibam que há um lugar para cada um de vocês que escolheram esses seminários como seu próximo passo.

Aulas pela internet

Essas aulas em vídeo pela internet são canalizadas pelos Pleiadianos e têm de 30 a 60 minutos. Existem muitos tipos de aulas disponíveis para apoiar sua transformação. Para mais informações sobre esses vídeos, visitem o website: www.christinedayonline.com.

Essas aulas profundas foram projetadas para ajudá-los a dar início à sua jornada sagrada de iniciação. Cada uma delas traz:

— As energias de transformação mais recentes dos ensinamentos pleiadianos.

— Iniciações poderosas para realinhamento com o seu Eu Superior.

— Um conjunto de instrumentos para a sua vida diária.

Para mais informações sobre as datas desses eventos, visitem meu website: www.christinedayonline.com.

Conversas pelo rádio

Acompanhem Christine nas primeiras e terceiras segundas-feiras de cada mês às 14h30 (de acordo com o fuso horário central dos Estados Unidos) para ter Transmissões e informações esclarecedoras dos Pleiadianos. Segundo os Pleiadianos, à medida que avançarmos no nosso processo de transição aqui no planeta Terra, começaremos a conhecer melhor os instrumentos energéticos que nos ajudarão a concluir conscientemente o nosso processo de despertar e autocura.

Vocês podem assistir a esses programas em inglês, nos arquivos do site: www.blogtalkradio.com/christinedayonline.

Programas de Difusão Pleiadianos gratuitos

Os Programas de Difusão Pleiadianos estão disponíveis a intervalos regulares ao longo do ano em meu website (www.christinedayonline.com). As difusões geralmente vão ao ar seis vezes por ano. Esse formato oferece uma oportunidade única para compartilhar a propriedade em Gran Marais, no Minnesota (EUA), e os Portais de Comunicação e o Portal Estelar.

Recebam os ensinamentos mais recentes dos Pleiadianos e da Comunidade Galáctica. Vivenciem uma poderosa Transmissão de Luz canalizada pelos Pleiadianos. Essa é uma parte impressionante do nosso programa. As difusões são disponibilizadas quando as energias estão prontas para seres compartilhadas com a humanidade. Todas elas estão disponíveis para vocês acompanharem ou baixarem gratuitamente, de modo que possam continuar seu trabalho com base nos ensinamentos.

Newsletter

Todos os meses farei um boletim com uma mensagem dos Pleiadianos e outra minha. Esses boletins trazem as últimas novidades, o que estou fazendo e o que os Pleiadianos estão trazendo para vocês. Visitem meu website: www.christinedayonline.com para se inscreverem!

Sobre o Trabalho

Quero compartilhar com vocês os dois ramos de trabalho que me foram canalizados muito tempo atrás e que estão atualmente sendo disponibilizados em muitas regiões do mundo, abrindo veredas extraordinárias de cura e despertar.

Amanae foi o primeiro trabalho canalizado que ancorei no mundo. Amanae é um trabalho de imposição de mãos, um processo multidimensional corporal que desfaz os bloqueios emocionais do corpo. Amanae proporciona um acesso direto para a conexão com as emoções que estão contidas no corpo físico. Ao sentirem sua emoção conscientemente, ela pode abandonar seu corpo e a cura pode acontecer. Isso leva o corpo a se curar em muitos níveis diferentes, dentro dos corpos físicos e emocionais. E uma profunda transformação espiritual acontece quando a emoção se vai e a luz do Self ancora em suas células.

Frequências de Brilho foi canalizado por mim e nasceu no exato momento em que Amanae também nasceu. No momento em que esses dois ramos de trabalho foram ancorados por meu intermédio, fiquei sabendo que os seres humanos ainda não estavam prontos para o segundo, de modo que ele não podia ser transmitido no plano terreno naquele momento. Treze anos depois, em 1999, me disseram para começar a ensinar e iniciar as pessoas nesse trabalho. Iniciei praticantes e professores nesse ramo desde então, e esse tem sido meu principal trabalho no plano terreno. E ele continua a trazer um enorme potencial de cura para os clientes. Não demorará para que estudos clínicos documentem o impacto desse trabalho no nível físico, assim como no estado geral dos clientes. Há frequentes testemunhos das curas milagrosas que esses trabalhos empreendem. A verdade é que eles originam-se em reinos dimensionais mais elevados, de quarta, quinta dimensão ou até superiores a isso, e consideram a autocura como uma parte natural da luz do Self.

Índice Remissivo